Yunis Bapeer

Algumas propriedades imunológicas e de desempenho

Yunis Bapeer

Algumas propriedades imunológicas e de desempenho

em frangos de carne alimentados com uma dieta suplementada com Aromabiotic

ScienciaScripts

Imprint

Cover image: www.ingimage.com

This book is a translation from the original published under ISBN 978-3-659-82111-0.

Publisher:
Sciencia Scripts
is a trademark of
Dodo Books Indian Ocean Ltd. and OmniScriptum S.R.L publishing group

120 High Road, East Finchley, London, N2 9ED, United Kingdom
Str. Armeneasca 28/1, office 1, Chisinau MD-2012, Republic of Moldova, Europe
Printed at: see last page
ISBN: 978-620-8-31959-5

ÍNDICE DE CONTEÚDOS

Lista de abreviaturas

APC	Antigen Presenting Cell
APMV	Avian Paramyxovirus
APMV-1	Avian Paramyxovirus-1
BW	Body Weight
CA	Caprylic Acid
CD4-T	Cluster of Deffrentiation4-T
CD8-T	Cluster of Deffrentiation8-T
CLA	Conjugated linoleic acid
CMI	Cell Mediated Immunity
CPT	Carnitinepalmitol-transferase
CTL	Cytotoxic T -lymphocyte
CV	Coefficient of Variation
EDTA	Ethylene diamine tetra acetic acid
ELISA	Enzyme Linked Immunosobent assay
EO	Essential Oil
F	Fusion
FA	Fatty Acid
FCR	Feed Conversion Ratio
GIT	Gastro Intestinal Tract
H/L	Heterophil/lymphocyte
HI	Haemagglutination Inhibition
HN	Haemagglutinin-Neuraminidase
IFN	Interferon
INF-γ	Interferon –gamma
LCFA	Long Chain Fatty Acid
M	Matrix

MCFA	Medium Chain Fatty Acid
MCT	Medium Chain Triglycerides
MHC	Major Histocompatibility Complex
MUFA	Mono un Saturated Fatty Acid
N	Nucleoprotien
NBF	Neutral Buffered formalin
NBT	Nitro blue Tetrazolium
ND	Newcastle Disease
NDV	Newcastle Disease Virus
NI	Neuraminidase Inhibition
NK	Natural Killer
OA	Organic Acid
OD	Optical Density
OEP	Oil Extracted Propolis
P	Phosphoprotein
PA	Phytogenic additive
PBS	Phosphate Buffered Saline
PI	Phagocytic Index
PUFA	Polyunsaturated Fatty Acid
SCFA	Short chain fatty acid
SFA	Saturated fatty acid
TCR	T-cell receptor
Th	T-helper
Th1	T-helper-1
Th2	T-helper-2
TLR	Toll Like Receptor
TNF	Tumor Nicrotic Facter

Capítulo I
Introdução

O sector avícola é muito importante para a economia agrícola mundial, e a inovação tecnológica melhorou muito a eficiência da produção avícola, particularmente em relação ao alojamento, nutrição, gestão sanitária e genética (Pattison *et al.,* 2008). A indústria avícola representa um sector importante na produção animal, especialmente nos países em desenvolvimento, a importância dos produtos avícolas, particularmente o frango, como fonte de alimento continua a aumentar globalmente (Stewart *et al.,* 2013).

As doenças infecciosas dos animais, especialmente as doenças virais, são motivo de preocupação a nível mundial, uma vez que causam geralmente grandes perdas na indústria dos animais domésticos e das aves de capoeira (Fan *et al.,* 2010). O vírus da doença de Newcastle (NDV) é uma das ameaças mais graves para a indústria avícola no mundo (Chia *et al.,* 2014). A doença de Newcastle (ND) é uma das doenças virais patogénicas das espécies aviárias. É economicamente significativa devido à elevada mortalidade e morbilidade que lhe estão associadas (Ganar *et al.,* 2014). A doença de Newcastle (ND) continua a ser uma ameaça constante para a indústria avícola em todo o mundo, apesar da disponibilidade e do emprego global de vacinas contra a ND desde a década de 1950 (Kapczynski *et al.,* 2013).

Foram utilizadas várias abordagens para identificar os componentes específicos da resposta imunitária envolvidos na proteção (Al-Shahery *et al.*, 2008). A vacinação é a prática que consiste em utilizar microrganismos modificados (atenuados ou mortos) ou porções para induzir uma resposta imunitária a uma determinada doença, sem causar efetivamente a doença. Isto pode ser feito através da proteção das aves contra a infeção ou limitando os efeitos da infeção (Schaechter e Lederberg, 2004). Tal como nos mamíferos, a imunidade mediada por células desempenha um papel importante na imunidade protetora induzida por vacinas em galinhas e as técnicas para estimular as respostas das células T, tanto quantitativa como qualitativamente, são ferramentas valiosas no futuro controlo de doenças (Dalgaard *et al.,* 2010).

Muitos nutrientes são capazes de modular o sistema imunitário (Korver, 2012). O interesse na utilização de imunomoduladores para melhorar as funções imunitárias celulares e humorais e a resistência contra infecções em frangos e outros animais domésticos aumentou na última década (Ziaran *et al.,* 2005). Os imunomoduladores são componentes-chave nas indústrias modernas da saúde e do bem-estar, reflectindo o facto de o sistema imunitário ser a primeira barreira para a prevenção de doenças. Em qualquer organismo saudável, o sistema imunitário produz uma vasta gama de imunomoduladores para manter a homeostasia no corpo (stewart *et al.,* 2013).

A segurança alimentar é uma das preocupações globais mais prementes que exigem uma consciencialização total para evitar os riscos crescentes (Fawaza *et al.*, 2014). A maioria dos aditivos é utilizada para melhorar as caraterísticas físicas da dieta, a aceitabilidade da ração ou a saúde das aves (Leeson e Summers, 2008). Atualmente, verificou-se que os aditivos naturais, como as ervas e as plantas medicinais, têm algumas propriedades de reforço do crescimento para substituir os medicamentos sintéticos. O efeito antimicrobiano das plantas medicinais está bem documentado (Mahmmod, 2013). As gorduras alimentares desempenham um papel importante na manutenção da saúde e do crescimento das aves de capoeira como fontes significativas de energia. O seu outro papel essencial na alimentação das aves de capoeira é reduzir a poeira, aumentar a palatabilidade e servir de lubrificante na preparação da ração (Crespo e Esteve- Garcia, 2001).

Os objectivos do estudo incluíam:

1- Avaliar o efeito do Aromabiotic (MCFA) como aditivo alimentar em algumas caraterísticas imunológicas em pintos de carne.

2- Avaliar o efeito do Aromabiotic (MCFA) como aditivo alimentar em alguns desempenhos produtivos de pintos de carne.

Capítulo II
Revisão da literatura

2.1: Doença de Newcastle:

2.1.1: Introdução:

A doença de Newcastle (ND) é uma das doenças virais aviárias mais dominantes nas aves que causa perdas económicas nos sectores avícolas (Rasoli *et al.*, 2014). Além disso, a ND aguda é uma ameaça contínua para a indústria avícola (Ababneh *et al.*, 2012). Os serótipos de paramixovírus aviário (APMV) são normalmente isolados de aves em todo o mundo (Khattar *et al.*, 2013). Os APMVs pertencem ao género Avulavirus da família Paramyxoviridae. Os APMVs são classificados em nove serótipos com base no ensaio serológico (Nayak *et al.*, 2012).

Os factores de efeito na replicação do vírus foram diferentes, dependendo do tempo de infeção e das espécies de aves (Costa-Hurdato *et al.*, 2014). Existem muitas estirpes de vírus com virulência variável. As estirpes mais virulentas do NDV causam lesões sistémicas dos tecidos linfóides, diminuindo o tamanho do órgão imunitário, enquanto as estirpes menos virulentas não causam tanta necrose, mas podem predispor os factores a uma infeção microbiana secundária (Harrison *et al.*, 2011). Estão presentes em muitas partes do mundo diferentes genótipos do vírus APMVs serotipo-1 (APMVs-1), embora todos os NDVs sejam membros do APMVs-1 e sejam de um só serotipo, tendo surgido diversidade antigénica e genética entre os diferentes genótipos (Miller *et al.*, 2013). A ND continua a ser uma ameaça constante para as indústrias avícolas em todo o mundo, apesar da disponibilidade e do emprego global de vacinas contra a ND desde a (Kapczynski *et al.*, 2013).

2.1.2: Etiologia:

As estirpes de NDV pertencem à ordem Mononegavirales, à família Paramyxoviridae e ao género Avulavirus, que estão incluídos num serótipo denominado APMV-1 (Kapczynski *et al.*, 2013). O paramixovírus aviário tipo 1 (APMV-1), ou ND Vs, compreende um grupo diversificado de vírus com um genoma de RNA de fita simples e sentido negativo (Diel *et al.*, 2012). Este vírus envelopado tem um genoma de ARN de cadeia simples de sentido negativo, incluindo a nucleoproteína (N), a fosfoproteína (P), a proteína da matriz (M), a proteína de fusão (F), a proteína hemaglutinina-neuraminidase (HN) e a RNA polimerase (L) (Siddique *et al.*, 2013).

As proteínas F e HN do envelope do NDV são proteínas multifuncionais que desempenham papéis importantes durante a infeção (Cornax *et al.*, 2013). O genoma do NDV codifica seis proteínas estruturais e, entre estas, as proteínas (F) e (HN) fazem parte das estruturas do envelope viral, que têm a responsabilidade de (HN) ligar o vírus a moléculas receptoras nas células hospedeiras, enquanto a proteína (F) desempenha um papel importante na fusão da membrana viral com a membrana plasmática da célula hospedeira (Yusoff e Tan, 2001). Estas duas glicoproteínas da membrana viral são os componentes antigénicos que podem induzir a resposta imunitária (Singh *et al.*, 2010). Os dois conjuntos de primers, específicos para a sequência do local de clivagem da proteína (F) de estirpes de NDV não virulentas e virulentas, foram utilizados para categorizar as estirpes de NDV (Ahmadi *et al.*, 2013). Foi relatado que os NDV infectam a maioria das ordens de aves, pelo que têm uma vasta gama de hospedeiros. Os isolados são caracterizados pela virulência em galinhas (Kapczynski *et al.*, 2013).

2.1.3: Sinais clínicos:

A ND é uma doença muito eficaz na indústria avícola que provoca sinais nervosos e uma elevada taxa de mortalidade no sector avícola (Fazel *et al.*, 2012). Além disso, a gravidade da doença com a estirpe do vírus, a espécie de ave, a idade, o estado imunitário e as condições também podem afetar grandemente os sinais da doença, enquanto a presença de outros microrganismos pode colaborar grandemente para a doença (Alexander, 2011).

As aves infectadas apresentam sinais nervosos, gastrointestinais e respiratórios, com uma elevada taxa de mortalidade, dependendo dos patotipos do vírus (Shane, 2005).

A patogenicidade do vírus é classificada em viscerotrópica velogénica (uma forma altamente patogénica em que se observam frequentemente lesões intestinais hemorrágicas), neurotrópica velogénica (uma forma que apresenta uma elevada taxa de mortalidade, seguida de sinais respiratórios e nervosos), mesogénica (uma forma que se apresenta com sinais respiratórios, sinais nervosos ocasionais, mas baixa mortalidade), lentogénica ou respiratória (uma forma que se apresenta com infeção respiratória ligeira ou subclínica) e assintomática (uma forma que consiste geralmente numa infeção entérica subclínica) (OIE, 2012).

2.1.4. Lesões macroscópicas:

O vírus da doença de Newcastle produz alterações macroscópicas e histopatológicas nos órgãos e tecidos das galinhas infectadas. Estas lesões podem causar o aumento ou a diminuição do tamanho dos órgãos, particularmente dos órgãos linfóides, que causam imunossupressão nas galinhas (Rwuaan *et al.*, 2012). Os NDV produzidos clinicamente em infecções aparentes não causam lesões grosseiras, enquanto os órgãos afectados por outros patotipos se relacionam diretamente com os sinais de doença observados (Pattison *et al.*,2008). Congestão acentuada da traqueia, geralmente com hemorragias, saculite aérea seguida de sacos aéreos turvos e congestionados, podendo mesmo conter material caseoso (Saif *et al.*, 2003).

As estirpes altamente virulentas causam lesões sistémicas dos órgãos linfóides, com necrose e diminuição dramática do tecido linfoide. As estirpes menos virulentas do vírus não causam tanta necrose, mas podem predispor a microorganismos patogénicos secundários (Harrison *et al.,* O vírus da ND diminui o tamanho do baço e a exsudação fibrinosa, fibrina sinusoidal no fígado, necrose na bursa de Fabricius, timo, amígdalas cecais e medula óssea, e também traqueíte, conjuntivite em galinhas livres de patógenos específicos (Nakamura *et al.*, 2013).

2.1.5: A epidemiologia e a patogénese:

Diferentes genótipos de (APMV-1) estão presentes em muitas partes do mundo (Miller *et al.,* 2013). O NDV infecta a maioria das espécies de aves e, por conseguinte, tem uma vasta gama de hospedeiros. Os isolados de vírus são caracterizados pela virulência em galinhas e pela existência de aminoácidos básicos no local de clivagem da proteína F. Os NDV pouco virulentos produzem tipicamente doença subclínica com baixa taxa de morbilidade, enquanto os isolados virulentos podem causar uma taxa de mortalidade rápida e elevada na indústria avícola (Kapczynski *et al.,* 2013).

A ND é uma infeção altamente contagiosa que surge por inalação do vírus sob a forma de aerossol ou por ingestão de alimentos ou camas contaminados. A dispersão pelo vento pode ocorrer a distâncias de 5 km, o contacto direto e indireto com material contaminado associado a deficiências de biossegurança, os bandos de aves de quintal e as aves de caça servem de portadores (Pattison *et al.,* 2008). O sucesso da propagação do NDV deve-se à capacidade do vírus de sobreviver no hospedeiro morto ou nas excreções das carcaças infectadas, e de sobreviver durante várias semanas a temperaturas ambiente frias ou durante vários anos se for mantido congelado (Pattison *et al.,* 2008).

As espículas do envelope do APMV são constituídas por duas glicoproteínas, as proteínas (F e HN). Ambas as proteínas têm papéis cruciais na patogénese de todas as infecções por paramixovírus (MacLachlan e Dubov, 2011). A sequência do local de clivagem da proteína F é um fator determinante da patogenicidade do NDV em galinhas (Mohamed *et al.,* 2011). Os iniciadores oligonucleotídicos, que representam a sequência no local de clivagem da proteína F de estirpes de NDV não virulentas e virulentas, respetivamente, foram utilizados para isolar o NDV (Fazel *et al.,* 2012).

2.1.6: Controlo:

O controlo da ND, que é uma doença infecciosa, é necessário para a produção de uma indústria avícola saudável, o que é conseguido através de programas de vacinação extensivos com boas práticas de gestão, incluindo a biossegurança, para reduzir o risco de infeção (Davison *et al.,* 2008). Foram utilizadas diferentes abordagens para identificar os componentes específicos do sistema imunitário envolvidos na proteção das aves de capoeira (Al-Shahery *et al.,* 2008). A vacinação intranasal de galinhas com uma vacina inactivada contra o NDV estimula as respostas de anticorpos locais e sistémicos nas galinhas, resultando em proteção contra o desafio intranasal com uma dose letal de uma estirpe virulenta de NDV (Takada e Kida, 1996). A vacinação é a prática que consiste em utilizar microrganismos modificados (atenuados ou mortos) ou porções que podem induzir um sistema imunitário contra uma determinada doença, sem a causar efetivamente. Isto pode ser feito através da prevenção da infeção ou da limitação dos efeitos da infeção (Schaechter e Lederberg, 2004).

As proteínas do NDV (F e HN) são antigénios independentes de neutralização e proteção, mas a contribuição da proteína F é mais forte (Kumar *et al.*, 2011). As vacinas vivas inactivadas e atenuadas contra o NDV têm sido utilizadas para prevenir e controlar as aves de capoeira contra o ND, mas existem algumas desvantagens, enquanto as vacinas de ADN desenvolvidas têm o potencial de ultrapassar estas desvantagens da imunização (Zhao *et al.*, 2013). As vacinas comerciais são importantes para estimular a resposta imunitária, e os linfócitos T desempenham um papel crucial na eliminação do vírus. A imunidade mediada por células específica do NDV induzida por vacinas vivas foi demonstrada anteriormente no sangue periférico e na avaliação da produção de interferão (IFN) por ELISA de captura (Dalgaard *et al.*, 2010).

2.1.7: Imunidade na infeção pelo VDN:

A resposta imunitária inata do hospedeiro à infeção por vírus é uma reação imediata concebida para inibir a replicação do vírus e estimular o sistema imunitário do hospedeiro a desenvolver uma proteção específica contra as respostas imunitárias adaptativas (Rue *et al.*, 2011). Embora a informação relativa à resposta imunitária das aves ao NDV seja limitada, tanto a imunidade mediada por células (CMI) como os anticorpos desempenham um papel na proteção e eliminação do NDV após a infeção (Reynolds e Maraqa, 2000). Os anticorpos no hospedeiro infetado podem ser detectados contra o NDV aproximadamente 6-10 dias após a infeção, enquanto a estimulação de células T citotóxicas (CTL) específicas do antigénio requer cerca de 7-10 dias, porque o tempo médio de morte após a infeção com o NDV é de 2-6 dias (Miller *et al.*, 2013). A produção de anticorpos contra as glicoproteínas de superfície transmembranares HN e F pode neutralizar o VDN (Boursnell *et al.*, 1990).

A imunidade mediada por células (IMC) é uma imunidade adaptativa específica mediada por linfócitos T, e este é um fator importante para o desenvolvimento de proteção em galinhas vacinadas contra o NDV e desempenha um papel central na depuração viral no organismo (Kapczynski *et al.*, 2013). Tanto as células T CD4 (definidas como linfócitos T auxiliares (Th)) como as células T CD8 (linfócitos T citotóxicos (CTL)), respetivamente, são importantes na eliminação de agentes patogénicos intracelulares, como vírus, tumores e certas bactérias. As células T CD4 estão associadas ao desenvolvimento de respostas imunitárias secundárias e de memória pelas células T CD8 (Huang *et al.*, 2012).

Os IFNs são uma família de citocinas que desempenham um papel importante na imunidade inata para prevenir a infeção por vírus (Hu *et al.*, 2012). O nível de imunidade (resposta imunitária) contra o NDV determina a gravidade da doença (Shahery *et al.*, 2008). A infeção de macrófagos de galinha pelo NDV faz com que os macrófagos de galinha sofram apoptose (Lam, 1996).

2.2: Sistema imunitário das aves:

Existem dois ramos principais do sistema imunitário nas aves: a imunidade inata e a imunidade adquirida. A defesa contra agentes patogénicos microbianos envolve a colaboração de múltiplos sinais entre as células imunitárias dos sistemas imunitários inato e adquirido. A função das respostas imunitárias adquiridas e inatas é necessária para proteger o hospedeiro de infecções patogénicas (Harrison *et al.*, 2013). O sistema imunitário inato responde rapidamente aos agentes patogénicos que entram no corpo e inibe a propagação da infeção até que a resposta imunitária adaptativa se torne totalmente eficaz e capaz de eliminar e controlar o agente causador (Hocking, 2009).

As respostas imunes inatas podem controlar diretamente o crescimento ou a propagação de microrganismos patogénicos através da indução de fagocitose ou de produtos antimicrobianos (Kogut, 2009). A imunidade adquirida ou específica, por outro lado, resulta no reconhecimento de antigénios de exposições anteriores através do desenvolvimento de memória celular. As células T-helper (Th) produzem citocinas que ajudam as células B a responder através da produção de anticorpos contra agentes patogénicos específicos, enquanto as células T citotóxicas podem eliminar diretamente os agentes patogénicos (Harrison *et al.*, 2013).

As respostas CMI, como a maioria das respostas imunitárias humorais, são muito organizadas e necessitam da ajuda das células Th, especificamente das células Th de tipo 1. As células Th1 caracterizam-se pela sua produção de citocinas como o fator de necrose tumoral-a (TNF-a), (IFN-y) e interleucina-2 que iniciam as respostas CMI (Erf, 2004). A indução e a manutenção da imunidade antiviral ou antitumoral dependem da ativação eficaz das células T CD4 e CD8 (Zhao *et al*, 2003).

2.2.1: Linfócitos T de galinha (células T):

Os linfócitos T aviários encontram-se normalmente no sangue e nos órgãos, assumindo um papel central na defesa imunitária dos pintos contra agentes patogénicos microbianos (Pieper *et al.*, 2011). As células T foram obtidas por galinhas adultas que proliferaram e produziram níveis elevados de IL-2 e interferão (IFN) após estimulação. Em contrapartida, verificou-se que as células T de frangos com um dia de idade não conseguiam proliferar e segregar citocinas (Lowenthal *et al.*, 1994).

A ativação das células T numa resposta antimicrobiana depende da capacidade do (TCR) para distinguir entre péptidos ligados ao MHC derivados de diferentes agentes microbianos (Oldstone, 2005). Um estado energético adequado dos linfócitos é vital para o seu desenvolvimento.

A compreensão dos factores que organizam o desenvolvimento dos linfócitos no início da vida dos pintos pode ajudar a incentivar as suas respostas imunitárias adaptativas aos agentes patogénicos (Rudrappa e Humphrey, 2007).

A resposta imune celular inclui a interação entre o recetor de células T e o antigénio processado através de duas vias principais: a primeira é a reação das células T com o antigénio e a secreção de linfocinas que atraem os macrófagos para o local da infeção, os quais irão fagocitar o antigénio. A segunda é a interação das células T citotóxicas com o antigénio processado apresentado pelas células MHC de classe I, que acaba por provocar a lise celular (Carlander, 2002).

2.2.1.1: Linfócito T de cluster de diferenciação (CD4):

As células T CD4 são linfócitos que têm origem na medula óssea, mas o seu desenvolvimento completa-se no timo. O desenvolvimento tímico é um período importante para a diferenciação das células T, que envolve certos processos de seleção que só permitem que as células T funcionais entrem na circulação sanguínea periférica das aves (Williams *et al.,* 2012), o que sugere que uma resposta Thl ou Th2 irá desativar uma resposta Th17. Além disso, as células Th9 foram recentemente descritas como um subconjunto de células T CD4 (Muir e Aggrey, 2003). Há várias décadas que existem evidências de que as células T CD4 reguladoras suprimem as respostas imunitárias, particularmente as respostas imunitárias pró-inflamatórias e também as respostas imunitárias humorais (Bishop *et al.,* 2010).

Os antigénios exógenos (que circulam na corrente sanguínea) e o fragmento de antigénio associam-se ao MHC de classe II na superfície da APC, que é reconhecida pelas células T auxiliares CD4, que segregam IL-2 (estimula a proliferação de células B e T), IL-4 e IL-5 (activam a produção de anticorpos ao provocar a diferenciação das células B em plasmócitos), o fator necrótico tumoral (TNF) (ativa os macrófagos) e o IFN (ativa os macrófagos e as células assassinas naturais) (Dudek, 2011).

As células T reguladoras são definidas como mediadores centrais no controlo do sistema imunitário (Beilharz e Bennett, 2010). As citocinas Thl, incluindo o IFN-g e a interleucina-12, estão envolvidas na estimulação da resposta imunitária mediada por células, enquanto as citocinas Th2, como a IL-4, estão envolvidas na estimulação da resposta imunitária humoral e o último grupo de citocinas Th3 ou Tr desempenha um papel importante na regulação da imunidade (Wigley e Kaiser, 2003).

Tanto a imunidade adaptativa dos mamíferos como a das aves dependem criticamente das células Th CD4 (Erf, 2004). Sabe-se que a interleucina-18 (IL-18) induz a produção de IFN- *y* que, por sua vez, estimula a imunidade Thl (Rahman *et al.,* 2013).

2.2.1.2: Linfócitos T de grupos de diferenciação (CD8):

As células T CD8 apresentam-se em duas isoformas, homodímero ou heterodímero, e as células T portadoras de CD8 são chamadas células T citotóxicas, porque destroem diretamente as células infectadas por agentes patogénicos intracelulares, nomeadamente os vírus, e as células tumorais, Considerando que a ativação das células T CD8 requer o reconhecimento do antigénio apresentado no contexto do MHC de classe I por uma APC e a co-estimulação entre CD80/86 na APC, após a estimulação das células T CD8 libertam perforina e granulisina, que causam a apoptose da célula infetada (Bishop *et al.*, 2010).

Os antigénios endógenos e os fragmentos de péptidos do antigénio associam-se ao MHC de classe I, que é transportado e exposto na superfície celular da célula infetada. É reconhecido por células T citotóxicas (CTL) CD8-, segrega perforinas, linfotoxinas, citolisinas e serina esterases que levam à porosidade da membrana e à apoptose mediada por endonuclease da célula infetada (Dudek, 2011).

A infeção viral induz respostas locais e sistémicas de anticorpos, bem como de células T citotóxicas (CTL), cada uma das quais é importante na recuperação da infeção aguda e na resistência à reinfeção (Rauw *et al.*, 2011).As células T CD8 apresentam uma série de receptores que são importantes no reconhecimento das células-alvo (Zechmann *et al*, 3014). O TCR em CD8 (CTL) liga-se a péptidos-MHC de classe I nas células-alvo, enquanto os antigénios endógenos, incluindo os auto-antigénios e as proteínas virais, são destruídos em péptidos por uma estrutura proteolítica conhecida como imunoproteassoma (Delves *et al.*, 2014).

A morte das células infectadas por CTL é muito focalizada, o que se deve ao espaço definido onde os produtos citolíticos são libertados e o método de morte é designado por apoptose (Erf, 2004). Os antigénios glicoproteicos nas superfícies dos leucócitos funcionam como "marcadores biológicos" e são conhecidos como CD (cluster of differentiation) (Popovi *et al.*, 2010). Tanto nas galinhas como nos mamíferos, a eliminação de muitos agentes patogénicos intracelulares depende criticamente das células T CD8 (CTL), que reconhecem as moléculas MHC de classe 1 que apresentam antigénios na superfície das células infectadas (Schat *et al.*, 2014).

2.3: Dieta:

2.3.1: Aditivos para a alimentação animal:

Os aditivos alimentares são utilizados para melhorar as caraterísticas físicas da dieta, a aceitabilidade dos alimentos ou a saúde das aves (Leeson e Summers, 2008). Em Nodaway, verificou-se que os aditivos naturais, como as ervas e as plantas medicinais, têm algumas propriedades de promoção do crescimento para substituir as drogas sintéticas, o efeito antimicrobiano alternativo das plantas medicinais está bem documentado (Mahmmod, 2013). Nos últimos anos, a utilização de probióticos, prebióticos e produtos naturais tem vindo a substituir os antibióticos, a fim de melhorar o sistema imunitário e controlar os microrganismos patogénicos na vida humana e animal (Taheri *et al.*, 2005).

Os óleos essenciais (EOs) e os ácidos orgânicos (OA) são utilizados como um alimento alternativo e utilizados para muitas direcções: promotores de crescimento, melhoramentos metabólicos, antioxidantes e controlo do desenvolvimento de microrganismos patogénicos, incluindo bactérias e bolores, bem como proteção ambiental através do controlo da excreção de amoníaco e azoto (Levic *et al.,* 2007). Além disso, os prebióticos afectaram o desempenho de crescimento das aves, a morfologia do intestino delgado e a imunidade dos frangos de carne (Houshmand *et al.*, 2012). O teor de nutrientes da dieta tem um grande impacto na imunidade das aves de capoeira (Kidd, 2004).

As plantas e os seus componentes químicos biologicamente activos, por vezes designados por metabolitos secundários ou bioactivos, oferecem inúmeras oportunidades para melhorar a produção animal através da sua adição à dieta das aves de capoeira (Wallace *et al.*, 2010). Os aditivos fitogénicos para a alimentação animal são os produtos derivados da planta utilizados na alimentação animal para melhorar o desempenho dos animais de criação (Windisch *et al.*, 2008). Existem potenciais imunomoduladores que actuam como alternativas aos antibióticos, na resistência às doenças, na produção e na promoção do crescimento das aves de capoeira (Huff *et al.,* 2009).

2.3.2: Óleo essencial (ácidos gordos):

Os ácidos gordos são os componentes lipídicos mais importantes e comuns. A maioria dos AG aparece não só na forma livre, mas também nas formas esterificadas em triacilgliceróis, fosfolípidos e ésteres de colesterol (Yamashita *et al.,* 2014). As gorduras dietéticas desempenham um papel crucial na promoção do crescimento e na manutenção da saúde das aves de capoeira como uma importante fonte de energia, diminuem a poeira e aumentam a palatabilidade. As dietas para aves de capoeira enriquecidas com óleos vegetais têm demonstrado diversos efeitos na gordura corporal e nos locais de deposição de AG, dependendo do teor de ácidos gordos saturados (AGS), ácidos gordos monoinsaturados (AGMI) e ácidos gordos polinsaturados (AGPI) da gordura alimentar (Crespo e Esteve-Garcia, 2001).

A qualidade da carne de aves de capoeira é grandemente afetada pela quantidade de lípidos consumidos e pela sua composição em FA na dieta (Mahesar *et al.,* 2011). Os extractos de plantas, como o extrato de óleo essencial, orégãos, pimenta, etc., melhoram a digestibilidade dos alimentos e o desempenho dos pintos de carne (Hernandez *et al.,* 2004). As dietas para aves de capoeira misturadas com óleos essenciais de algumas ervas têm grande interesse por parte da indústria avícola. O óleo essencial (OE) derivado principalmente de ervas aromáticas pode possuir várias propriedades biológicas, como atuar como estimulante da atividade de enzimas digestivas, antimicrobianos, antioxidantes, antifúngicos e coccidiostáticos. Além disso, os OE influenciaram positivamente a eficiência da conversão alimentar em frangos de carne e o ganho de peso corporal (Bozkurt *et al.,* 2012b).

O óleo de plantas medicinais na dieta de aves de capoeira teve efeitos significativos no desempenho representado por (ingestão de alimentos, rácio de conversão alimentar (FCR) e peso corporal, caraterísticas de carcaça representadas por (gordura abdominal, moela, peito e fígado) em pintos (Ashan, 2011). Os termos gordura e óleo referem-se a triglicerídeos de diversos perfis de AG, AGs que não estão ligados a outros componentes orgânicos como o glicerol, os chamados ácidos graxos livres, compostos lipídicos possuem a alta fonte energética e valor calórico para os animais dentre os nutrientes. A adição de AG às dietas, além de fornecer energia, melhora a absorção de vitaminas lipossolúveis e reduz a taxa de passagem da digesta no trato gastrointestinal, o que permite uma melhor absorção de todos os nutrientes presentes na dieta (Baiao e Lara, 2005).

O padrão de AG da dieta afectou significativamente o padrão de ácidos gordos do corpo, incluindo a deposição de ácidos gordos e o metabolismo lipídico em frangos de carne (Smink *et al.*, 2010). A inclusão do tipo de gordura nas dietas de frangos de corte pode afetar as concentrações de lipoproteínas e triacilglicerol no sangue e a composição e quantidade de AG na carne de aves e na gordura abdominal (Maroufyan *et al.*, 2012). Nas dietas para aves de capoeira, os óleos vegetais e as gorduras animais são normalmente adicionados para aumentar a sua concentração energética, de modo a melhorar o desempenho do crescimento e a atingir os padrões da indústria (Zhang *et al.*, 2011).

Os frangos de carne suplementados com dietas com elevado teor de gordura e energia desde os primeiros dias de idade apresentam um melhor desempenho avícola (Smink *et al.*, 2010). Os frangos de carne selecionados com dietas suplementadas com gordura apresentam um maior ganho de peso quando comparados com os alimentados com dietas sem adição de gordura (Kessler *et al.*, 2009). A oxidação da gordura é essencial para obter energia para a atividade das células em grande quantidade, enquanto a utilização anabólica inclui a incorporação direta no corpo como parte do crescimento. Um consumo elevado de gordura aumenta definitivamente o tempo de retenção intestinal dos alimentos, permitindo assim uma maior digestão e absorção dos componentes não-lipídicos (Sell, 1994).

Os lípidos e os AG da dieta são componentes estruturais de biomembranas, hormonas e vitamina D, precursores de eicosanóides, cofactores de enzimas e transportadores de vitaminas lipossolúveis. Além disso, os componentes lipídicos das dietas são importantes para a promoção do crescimento, da saúde, da reprodução e de outras funções corporais (Turchini *et al.*, 2011).

Os ácidos orgânicos na forma não dissociada (não ionizada, mais lipofílica) podem perfurar a parede celular das bactérias e perturbar a fisiologia normal de certos tipos de bactérias. Além disso, reduzem o pH da digesta, aumentam a secreção pancreática e têm efeitos tróficos na mucosa do trato gastrointestinal. Afirmou-se que a acidificação com vários ácidos orgânicos diminui a produção de substâncias tóxicas pelas bactérias e a colonização de agentes patogénicos bacterianos na parede intestinal, prevenindo assim os danos nas células epiteliais e melhorando a digestibilidade das proteínas, do cálcio, do fósforo, do magnésio e do zinco, que servem de substratos no metabolismo intermediário (Banday *et al.*, 2010).

O aumento do consumo de ração pelas aves de capoeira com uma dieta suplementada com gordura em pó pode dever-se a uma melhor palatabilidade dos nutrientes (Tabeidian e Sadeghi, 2006). Há um interesse crescente em substituir as gorduras animais por fontes de gorduras vegetais na dieta dos frangos de carne. As gorduras animais são ricas em ácidos gordos saturados de cadeia longa e a maioria das gorduras vegetais tem um elevado teor de ácidos gordos insaturados. Além disso, a utilização de gorduras insaturadas na dieta diminui o ponto de fusão da gordura na carcaça dos frangos (Bavelaar *et al.*, 2003).

2.3.3: Ácidos gordos de cadeia média (MCFA):

O aromabiótico tem sido considerado um ingrediente alimentar funcional valioso para manter o aumento da produção de pintos de carne (Isaac *et al.*, 2013). Atualmente, as plantas aromáticas e os seus extractos de óleo são úteis na indústria avícola como promotores de crescimento (Elagib *et al.*, 2012). O extrato de ervas aromáticas aumenta o desempenho produtivo, o estado imunológico, os títulos de anticorpos contra a doença de Newcastle foram mais elevados com a inclusão de aromabióticos, e aumenta o peso dos órgãos linfóides, além de melhorar os leucócitos (Tollba *at el.*, 2010). Os MCFA são constituídos por ácido caproico (C6), ácido caprílico (C8) e ácido cáprico (C10), que podem diminuir os microrganismos patogénicos (Van Immerseel *et al.*, 2004).

Os AGCM são facilmente oxidados no fígado, e estudos em humanos e animais demonstraram que a rápida taxa de oxidação dos AGCM conduz a um maior dispêndio de energia (St-Onge e Jones, 2002). Os AGCM são 100 vezes mais solúveis em água do que os AGCL e podem ser transportados diretamente para as células sem se ligarem aos AG ou às proteínas de transporte. Além disso, a oxidação dos AGCM não necessita de carnitina para entrar nas mitocôndrias, ao passo que os AGCL são incorporados nos quilomícrons após a absorção (Wanten e Calder, 2007).

Os MCFA são solúveis em água e são transportados através dos hilushepatis para o fígado, ligados à albumina. Os AGCM, por outro lado, são transportados através da membrana mitocondrial independentemente do sistema carnitinapalmitoil-transferase (CPT) (Gomes e Aoki, 2003). A dieta que contém MCFAs suprime a deposição de gordura através da indução da termogénese e da oxidação da gordura em humanos e animais (Nagao e Yanagita, 2010). A explicação para os AGCM na dieta serem absorvidos mais rapidamente do que os AGCL é que a esterificação dos AGCM é baixa e a maioria dos AGCM pode ser absorvida diretamente sem hidrólise pela lipase, os AGCM entram no fígado direta e rapidamente através da veia porta, enquanto os AGCL entram primeiro no sangue e depois numa variedade de tecidos a partir do sistema linfático, pelo que os AGCM e os seus glicéridos estão principalmente dispersos na solução intestinal e nas membranas celulares (Hong *et al.*, 2012a).

Os ácidos gordos presentes nos MCT são conhecidos como MCFA, como o ácido caproico (C6), o ácido caprílico (C8), o ácido cáprico (C10) e o ácido láurico (C12) (Hong *et al.*, 2012b). O butirato é um SCFA comum na dieta das aves de capoeira e é também a fonte de energia preferida das células epiteliais do trato gastrointestinal inferior, afectando a diferenciação, a proliferação e a apoptose das células (Dalmasso *et al.*, 2008). **2.3.4: Ácidos gordos e resposta imunitária:**

Tem aumentado o interesse na utilização de imunomoduladores para melhorar as funções imunitárias humoral e celular e a resistência a infecções em frangos e outros animais domésticos (Hassan e Abdulla, 2011), (Khalifa *et al*,. 2012). Os nutrientes são capazes de modular o sistema imunitário (Korver, 2012). O desenvolvimento do sistema imunitário nas aves de capoeira, ontogenitcamente, é um processo dinâmico iniciado durante a embriogénese, mas que não se completa até semanas ou meses após a eclosão. Por esta razão, espera-se que a nutrição materna, bem como a nutrição precoce, desempenhem alguns papéis importantes no desenvolvimento e na função do sistema imunitário (Nnadi e Ezema, 2010).

A composição dos alimentos tem impacto na função imunitária dos frangos, pelo que os óleos alimentares dos frangos têm influenciado a resposta inflamatória, para além de melhorarem as funções do sistema imunitário (Kidd, 2004). Os componentes alimentares bioactivos da dieta que interagem com a resposta imunitária têm um potencial considerável para reduzir a suscetibilidade a doenças infecciosas. É possível ter vários alimentos disponíveis, cada um com o seu próprio nutriente imunomodulador para orientar a resposta imunitária numa direção específica (Kogut, 2009); (Selvaraj, 2012).

Nos últimos anos, foi realizado um grande número de estudos para investigar a relevância de determinados ácidos gordos na modificação das funções do sistema imunitário, tanto em seres humanos como em animais (de Pablo *et al.*, 2002). Foi demonstrado que diferentes tipos de ácidos gordos alimentares têm efeitos variáveis na eliminação bacteriana e no resultado da doença através da supressão ou ativação de respostas imunitárias (Harrison *et al.*, 2013). Os ácidos gordos podem influenciar a capacidade das células para produzir citocinas e a capacidade dos tecidos-alvo para responder às citocinas (Grimble, 2009). Por exemplo, foi demonstrado que o butirato ativa a resposta imunitária inata e estimula a produção de anticorpos com base na imunização de frangos de carne (Harrison *et al.*, 2013).

Foram propostos vários mecanismos para explicar a modulação da função imunitária pelos AG, tais como alterações na fluidez da membrana e nas vias de transdução de sinais, acilação de proteínas, regulação da transcrição de genes e libertação de cálcio, que altera o metabolismo celular e desempenha um papel crucial no efeito dos AG no funcionamento dos leucócitos, uma vez que os AG regulam o metabolismo da glucose e da glutamina e a despolarização mitocondrial (Pompeia *et al.*, 2000).

Assim, a modulação do sistema imunitário pelos lípidos da alimentação pode ser atribuída a alterações na componente dos fosfolípidos das membranas, à peroxidação lipídica, à produção de eicosanóides ou à alteração da expressão genética (Pablo *et al.*, 2002). Assim, a proliferação dos linfócitos, a produção de citocinas, a atividade fagocitária, a expressão das moléculas de adesão e a atividade das células NK são susceptíveis de serem modificadas pela ação de certos lípidos, tanto no homem como nos animais (de Pablo e Puertollano, 2002). A suplementação dietética com imunomoduladores, portanto, mostra potencial para afetar e aumentar a função heterófila em galinhas (Chuammitri *et al.*, 2011).

2.3.5: Definição e mecanismo de ação Óleos essenciais (ácidos gordos):

Os óleos essenciais (OE) são compostos voláteis complexos, sintetizados naturalmente por vários tipos de plantas, uma variedade de plantas com propriedades medicinais e utilizados para a extração para obter óleos essenciais devido às suas propriedades antimicrobianas contra os microrganismos patogénicos (Akthar *et al.*, 2014). O OE é um composto aromático volátil e hidrofóbico proveniente de várias plantas (folhas, raízes, frutos ou ervas, especiarias ou tubérculos ou outras plantas), e são geralmente preparados por técnicas de extração de fragrâncias, como a destilação a vapor (Wang e Chen, 2013).

Os ingredientes químicos dos eos são geralmente diferentes consoante a fonte vegetal e a tecnologia de extração. Além disso, podem ser adicionados aos alimentos para promover o desempenho de animais e aves (Windisch *et al.*, 2008). Os OEs aumentam a eficiência alimentar e o desempenho em termos de crescimento, melhorando a secreção de enzimas digestivas endógenas, a modulação do sistema imunitário e têm propriedades antibacterianas, que por sua vez regulam a microflora intestinal e as propriedades antioxidantes (Wang e Chen, 2013). Os lípidos são importantes constituintes das membranas, fontes de energia e essenciais para a sobrevivência e a função das células (Pompeia *et al.*, 2000).

Normalmente, os OE, utilizados como aditivos alimentares para pintos de carne, demonstraram promover as actividades da tripsina e da amilase em homogenatos de tecidos do pâncreas, bem como o conteúdo do jejuno (Weber *et al.*, 2012). Os aditivos fitogénicos (PA) na dieta a partir de extractos de plantas são uma alternativa ao APE porque induzem o aumento da atividade das enzimas digestivas, a secreção de suco gástrico e pancreático e protegem as microvilosidades intestinais (Fascina *et al.*, 2012). Os extractos de ervas e os ácidos orgânicos podem aumentar a ingestão de alimentos e a produção de secreções endógenas e a absorção de nutrientes, bem como proteger o intestino contra a colonização de microrganismos patogénicos e reduzir os metabolitos tóxicos (Costa *et al.,* 2013; Papamandjaris *et al.,* 1998).

Os OEs actuam como promotores de crescimento e podem ser considerados uma alternativa aos antibióticos (Hong *et al.,* 2012a). Os ácidos orgânicos provocam a diminuição do pH dos alimentos, o que reduz a sua capacidade de tamponamento e, por conseguinte, melhora a digestão dos nutrientes no trato intestinal. Além disso, um pH reduzido cria um habitat intestinal inadequado para as bactérias patogénicas, promovendo assim um equilíbrio da flora intestinal (Bozkurt *et al.,* 2012a). Os extractos de plantas são adicionados à dieta animal como estimulantes do apetite e das funções fisiológicas, estimulantes da digestão, para a prevenção de certas condições patológicas (Frank *et al.*, 2009).

2.3.6: Ácidos gordos e microrganismos:

Os ácidos gordos de cadeia média (AGCM) são um dos novos aditivos alimentares utilizados para prevenir a infeção por Salmonella em frangos e são importantes pelo seu papel fisiológico nos frangos em comparação com os outros aditivos (Chotikatum *et al.*, 2009). Atualmente, foi demonstrado que a suplementação de MCFA (ácido caprílico) na alimentação de frangos de carne pode reduzir a colonização de *C. jejuni* nas aves (Solis *et al.,* 2008). Os OEs ou extractos de ervas e especiarias têm sido utilizados como substitutos de antibióticos para promover o crescimento (Basmacioglu *et al.,* 2004).

A combinação de butirato de sódio e óleos essenciais, bem como os OEs protegidos, pode ser um bom candidato para o controlo da enterite necrótica em frangos de carne (Jerzsele *et al.,* 2012). A suscetibilidade dos pintos de carne para a colonização por Campylobacter é reduzida pela inclusão de MCFAs na dieta e a alimentação suplementada com esta mistura leva à redução da colonização por Campylobacter na indústria avícola (Gerwe *et al.,* 2010).

O ácido butírico, tal como outros ácidos orgânicos, pode ser utilizado para o tratamento de infecções intestinais causadas por organismos patogénicos, como a salmonelose (Jerzsele *et al.,* 2012). O ácido butirato como aditivo mostrou uma redução significativa da infeção por *S. enteritidis* em aves de capoeira a partir dos 27 dias de idade, reduzindo com sucesso a infeção no papo e no ceco e também no fígado (Fernandez *et al.*, 2009). O ácido caprílico (CA) (8-carbono) MCFA tem actuado como bacteriocida contra vários agentes patogénicos bacterianos, utilizando CA na dieta diminuiu consistentemente as contagens entéricas de Campylobacter em frangos de carne (Metcalf *et al.,* 2011).

A CA é geralmente reconhecida como segura pela US Food and Drug Administration e também indicou que a CA diminui as concentrações de Campylobacter cecal em aproximadamente 3 logs quando adicionada à dieta de pintos de carne (Solis *et al.,* 2008). A administração de CA na ração 3 dias antes da necropsia também reduz a concentração de Campylobacter (Solis *et al.,* 2009).

Os frangos de carne tornam-se mais resistentes às bactérias patogénicas (Salmonella) com o aumento da idade devido ao desenvolvimento do sistema imunitário, sendo atribuídos vários mecanismos à ação antibacteriana dos AGCM, incluindo a AC. Afirma-se que os AGC podem penetrar diretamente na membrana plasmática das bactérias, o que, por sua vez, modifica a permeabilidade da membrana (Bergsson *et al.*, 1999). Pode também difundir-se no protoplasma bacteriano e dissociar-se, conduzindo à acidificação intracelular e afectando depois as enzimas e o transporte de aminoácidos (Sun *et al.*, 1998).

Pode também resultar em alterações na população da microflora cecal e na alteração das caraterísticas físicas do intestino (Solis de los Santos *et al.*, 2008). A AC pode também impedir a expressão de factores de virulência essenciais para a colonização *de C. jejuni* em pintos de carne (Solis de los Santos *et al.*, 2009).

2.4: Imunomodulação:

A modulação da imunidade é útil na terapia antimicrobiana e no desenvolvimento de vacinas (Bomminenia *et al.*, 2014). Capacidades imunomoduladoras de lípidos bioactivos, como os fitoprostanos, que modulam a função da CD humana de uma forma que resulta numa indução de Th2 (Gutermuth *et al.*, 2007). n-3 PUFA na dieta modula a resposta imunitária e o desempenho de frangos de carne (Maroufyan *et al.*, 2012). O óleo de peixe ou o óleo de milho podem estimular os níveis de IgA secretora no lúmen do ceco, e a suplementação de óleo tende a diminuir os níveis séricos de IgG (Yang *et al.*, 2006). Os antibióticos promotores do crescimento têm sido uma ferramenta importante na modulação das interações entre o hospedeiro e o agente patogénico e na limitação da infeção bacteriana clínica e subclínica na produção animal confinada (Huff *et al.*, 2009). O CLA dietético pode estimular a produção de anticorpos em frangos de carne (Takahashi *et al.*, 2003).

Muitos nutrientes são capazes de modular o sistema imunitário (Korver 2012). O estado dos nutrientes é um potencial para modular a biologia das citocinas e a função imunitária. A inflamação pode combater a função dos linfócitos T, pelo que qualquer nutriente que tenha um efeito anti-inflamatório pode estimular a função dos linfócitos T ao remover esta influência inibidora (Grimble, 2009). Os imunomoduladores são substâncias capazes de regular ou modular as respostas imunitárias. A utilização de imunomoduladores tem aumentado particularmente na produção avícola em todo o mundo (Porchezhian *et al.*, 2006). São utilizadas tecnologias para modular a microbiota intestinal, tais como probióticos, prebióticos ou fitobióticos (óleos essenciais) (Chambers e Gong, 2011).

Os imunomoduladores são constituintes-chave para a saúde moderna e melhoram as indústrias avícolas. O sistema imunitário é a primeira barreira para a prevenção de doenças num organismo, e produz uma vasta gama de imunomoduladores para manter a homeostase no corpo (Isolauri *et al.*, 2013). A resposta do sistema imunitário pode ser modulada por nutrientes como os

P-glucanos, que são os principais componentes da parede celular de bactérias, fungos e leveduras (Volman *et al.,* 2008).

A suplementação dietética com imunomoduladores, tem um efeito potencial e aumenta a função heterófila em galinhas, e também os resultados actuais sugerem o papel importante da genética nas respostas imunes inatas (Chuammitria *et al*., 2011). O imunomodulador estimula os leucócitos, particularmente as células do sistema macrofágico, e estimula e potencia o sistema imunitário da ave (Ganguly, 2013).

Os produtos de levedura e as ervas têm recebido recentemente uma atenção considerável como aditivos alimentares na nutrição das aves de capoeira. Além disso, são potenciadores de crescimento e imunoestimulantes eficazes (Yalgm *et al.,* 2012). Os aditivos biogénicos, principalmente os óleos essenciais, têm sido amplamente utilizados na alimentação animal há muitos anos para promover um estado imunitário mais elevado. Os OE são extractos aromáticos voláteis obtidos a partir de diferentes partes de ervas, por filtração, fermentação ou extração, ou por destilação a vapor (Levic *et al.,* 2007). O ácido linoleico conjugado (CLA) da dieta melhorou a função imunitária das galinhas, em particular as de estatuto imunossupressor IBDV (Long *et al.,* 2011).

A resposta imune inata mediada por células é implementada pelo extrato de óleo de eucalipto, fornecendo suporte científico para um uso adicional deste extrato de planta, para além dos relativos às suas propriedades anti-sépticas e anti-inflamatórias e estimulantes, OE Isto pode impulsionar o desenvolvimento de uma possível nova família de agentes imuno-reguladores, úteis como adjuvantes em patologias imunossupressoras, em doenças infecciosas e após quimioterapia tumoral (Serafino *et al.,* 2008).

Plantas medicinais Os probióticos como aditivos naturais para a alimentação animal são utilizados na dieta das aves para melhorar o desempenho e a resposta imunitária das aves. Os imunomoduladores melhoram as funções imunitárias e a resistência contra infecções em frangos e outros animais domésticos (Hassan e Abdulla., 2011).

Capítulo III

Materiais e métodos

3.1: Materiais:

3.1.1: Chick:

Um total de 400 pintos de carne sexados (machos) com um dia de idade, de uma linhagem comercial (Ross 308), foram adquiridos a um fornecedor privado da cidade de Erbil, a empresa (VANO), criados em caixas no aviário/Faculdade de Agricultura/Universidade de Salahaddin/Erbil, e aquecidos eletricamente, com ração e água *ad-libitum.* A temperatura no galinheiro foi fixada em 32 °C durante a primeira semana e foi reduzida em 2 °C em cada semana consecutiva até atingir 24 °C. Os pintos foram criados durante 42 dias, com um bom plano de biossegurança.

3.1.2: Dieta:

A ração para aves de capoeira adquirida na fábrica privada de rações para animais (Agriland) na cidade de Erbil foi utilizada como dieta basal e formulada para satisfazer as necessidades nutricionais dos frangos de carne comerciais. A dieta era composta principalmente por proteína bruta, energia, fibra bruta e gordura.

Tabela (1) Composição e análise química da dieta basal fornecida às aves experimentais

N	Ingredients	Starter % (1-2wks)	Grower % (3-4wks)	Finisher % (5-6wks)
1	Corn	380	390	450
2	wheat	160	200	200
3	bran	85	80	70
4	Soybean	324	270	218
5	Oil	10	19	23
6	Lysine	1	1.5	1.5
7	Methionine	1	1.25	1.25
8	Colin	1	1	1
9	Calcium	15	14	13
10	Di-calcium phosphate	15	14	14
11	Vitamin	3	3	3
12	minerals	0.2	0.2	0.2
13	Anticoccidia	0.5	0.5	0.5
14	Enzyme	0.75	0.75	0.75
15	Antifungal	1	2	1
16	Salt	2.55	2.8	2.8
	Chemical analysis			
1	Crude protein	22.06%	20.12%	18.04%
2	Energy	2817.4	2916.45	3011.97
3	Methionine	0.45	0.45	0.42
4	Methionine and cysteine	0.74	0.72	0.68
5	Lysine	1.28	1.18	1.04
6	Calcium	0.99	0.92	0.87
7	Available phosphate	0.43	0.41	0.40
8	Sodium	0.16	0.16	0.16
9	Crude fiber	2.96	2.87	2.73
10	Crude fat	3.26	4.18	4.69

Fornecido por Kg de dieta: Vit. A, 10 000 UI; Vit. D3, 2 000 UI; Vit. E, 10 mg; Vit. K3, 2 mg; Vit. B1, 2mg; Vit. B2, 6 mg; Vit. B6, 2 mg; Vit. B12, 10 mcg; Niacina, 30mg; Ácido pantoténico, 10mg; Ácido fólico, 0.75mg; Biotina, 50mcg; Colina, 300mg; Cobre, 4 mg; Ferro, 40mg; Manganês, 70mg; Zinco, 40mg; Iodo, 1,2mg; Selénio, 0,1mg; Cobalto, 0,2mg.

3.1.3: Ácido gordo de cadeia média como aditivo alimentar:

O ácido gordo de cadeia média (Aromabiotic®) é produzido pela empresa (Vitamix) da Bélgica. O Aromabiotic® contém extractos de ervas (MCFA), foi adicionado à dieta basal à taxa de 1500g/ton (0,15%) na ração, tal como recomendado pela empresa (Vitamix), e alimentado desde o primeiro dia até ao final da experiência.

3.1.4: Vacinas:

1- As vacinas comerciais vivas atenuadas liofilizadas contra a doença de Newcastle Intervet® (estirpe LaSota) foram administradas por via oral e oculonasal.

2- A vacina de emulsão oleosa morta Intervet® para frangos de carne foi administrada por injeção subcutânea S/C.

3.1.5: Manchas e soluções:

3.1.5.1: Manchas:

- Mancha de Giemsa.

  Preparado a partir de:

  - Corante Giemsa em pó 0,75 g.
  - Glicerol 25 ml
  - Metanol puro 75 ml (Adam *et al.*, 1971)

- Mancha de Wright.

  Preparado a partir de:

  - Pó de coloração Wright 0,1g
  - Glicerol 25 ml
  - Metanol puro 75 ml (Adam *et al.*, 1971)

3.1.5.2: Soluções:

1. Formalina tamponada neutra (NBF) 10%.
2. Solução salina tamponada com fosfato (PBS) (pH 7,2) (Collee *et al.*, 1996)

3.1.6: Instrumento para exame post mortem:

- tesoura
- Fórceps
- Lâmina
- Balança eléctrica

3.1.7: Instrumento para o índice fagocítico:

- Seringas
- Tubos com EDTA
- Deslizamentos
- Água destilada
- Pipetas de microtítulo
- Tubos Eppendorf
- Incubadora
- Suporte de lâminas e frasco
- Corante de tetrazólio azul nitroso (NBT) em pó.
- Microscópio

3.2: Métodos:

3.2.1: Conceção experimental:

Imediatamente após a chegada das aves, estas foram divididas aleatoriamente em dois grupos principais (**GA** e **GB**) (figura 3-1):

1- Grupo A: alimentado com uma dieta adicionada de ácidos gordos e subdividido em quatro subgrupos, cada um dos quais com (50) aves, como se segue

G1: dieta com Aromabiotic + vacina ND por via oral aos 10 dias.

G2: dieta com Aromabiotic + vacina ND por via oculonasal aos 10 dias.

G3: dieta com Aromabiotic + vacina ND S/C aos 10 dias.

G4: a dieta com Aromabiotic + não vacina serviu como controlo positivo, desde um dia até ao final da experiência.

2- Grupo B: alimentado com uma dieta sem ácidos gordos, subdividido em quatro subgrupos, cada um dos quais com (50) aves, como se segue

G5: dieta sem Aromabiotic + vacina ND por via oral aos 10 dias.

G6: dieta sem Aromabiotic + vacina ND por via oculonasal aos 10 dias.

G7: dieta sem Aromabiotic + vacina ND S/C aos 10 dias.

G8: dieta sem Aromabiotic + não vacina serviu como controlo negativo, desde um dia até ao fim da experiência.

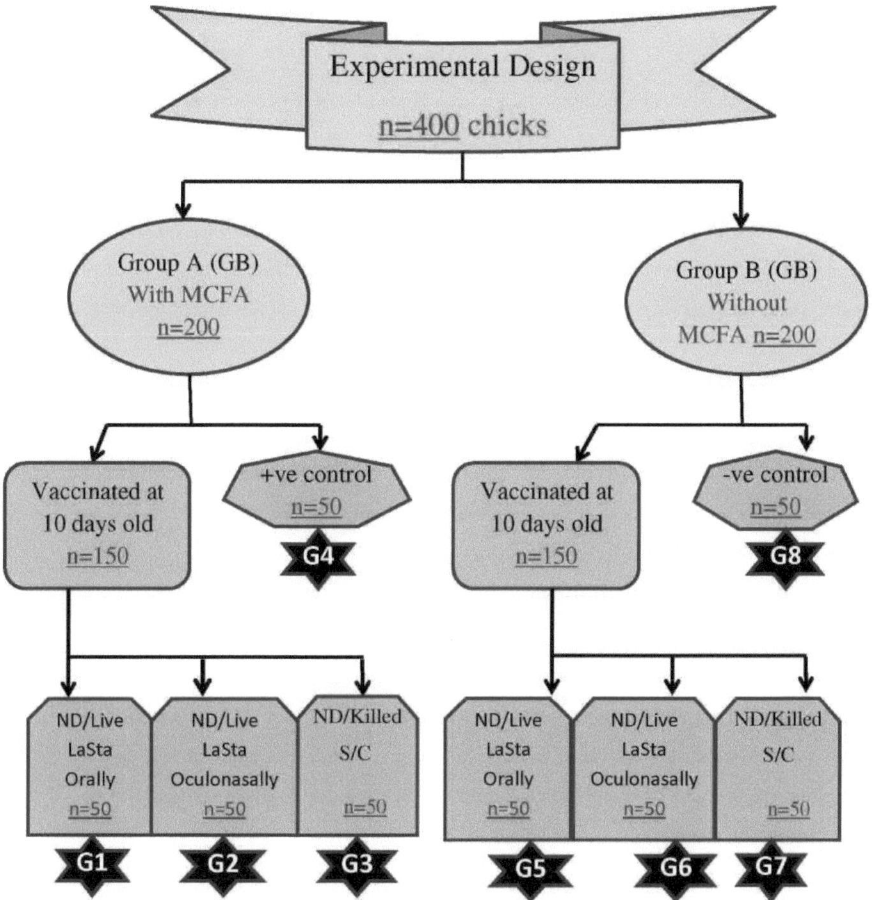

Figura (3-1): Representação esquemática do projeto experimental

3.2.2: Amostragem de sangue:

3.2.2.1: Soro para o ensaio de imunoabsorção enzimática (ELISA):

A veia da asa é a mais vulgarmente utilizada para a recolha de sangue das aves. Nos dias 1, 10, 21, 28, 35 e 42 da experiência, foram colhidas aleatoriamente amostras de sangue de cada grupo (N=6 por grupo). Das aves, foram colhidos assepticamente entre 1 e 2 ml de sangue por ave (utilizando seringas descartáveis de 2, 3 e 5 ml) em tubos de ensaio normalizados a partir da veia da asa para avaliar o título de anticorpos maternos e pós-vacinação contra o VDN e a resposta imunitária celular (linfócitos T CD4 e CD8) também aos 1, 20, 30 e 42 dias de idade. Estas amostras foram mantidas sem perturbações durante 2-4 horas à temperatura ambiente para coagulação e, em seguida, mantidas a 4 °C durante a noite. Os soros destas amostras foram separados por centrifugação, recolhidos num tubo Eppendorf e armazenados a -20 °C até utilização posterior.

3.2.2.2: Sangue para o índice fagocítico (IP):

Aos 14 e 28 dias de idade, foram também colhidas aleatoriamente amostras de sangue de 3 ml de 6 aves de cada grupo para efetuar a medição e o índice fagocítico. Para o índice fagocítico, as amostras de sangue foram colhidas em frascos de 3 ml contendo ácido etilenodiamino tetra-acético (EDTA).

3.2.3: Alguns órgãos imunitários das galinhas:

Os órgãos foram retirados imediatamente dos frangos mortos, incluindo a bursa de Fabricius e o baço, e depois pesados. Aos 14 e 28 dias de idade, foram também colhidas aleatoriamente 6 amostras de 6 aves de cada grupo e, em seguida, os órgãos foram pesados numa balança eléctrica.

3.2.4: Medição da produtividade:

3.2.4.1: Peso corporal:

As aves foram pesadas aleatoriamente com um dia de idade em cada grupo (8 grupos), contendo 50 aves em cada grupo, por meio de um aparelho elétrico. Depois disso, as aves foram pesadas semanalmente até aos 42 dias de idade e, em seguida, o resultado foi registado. As aves consumiram ração todos os dias e a dieta foi pesada diariamente e depois registada.

3.2.4.2: Índice de stress:

1- O sangue fresco foi colhido aleatoriamente de cada grupo com a idade de (14) e (28) dias.
2- Uma gota de sangue na lâmina e foi feito diretamente um esfregaço de sangue.
3- Fixação com metanol durante 5 minutos.
4- Os esfregaços de sangue foram corados com Giemsa durante 30 minutos.
5- As lâminas foram examinadas ao microscópio ótico de imersão em óleo (X 1000). Foram contados apenas 100 heterófilos e linfócitos e a percentagem do rácio de heterófilos e linfócitos (H/L) foi determinada pela fórmula n.º de heterófilos/n.º de linfócitos x 100 (Gross e Siegel, 1983; Redmond *et al.*, 2011).

3.2.5: Medidas imunológicas:

3.2.5.1: Peso dos órgãos imunitários:

6 Os pintos de cada grupo foram mortos aos 14 e 28 dias de experiência para recolher a bursa de Fabricius, o baço e os pesos relativos foram obtidos utilizando uma balança eléctrica e foram determinados por esta fórmula (peso do órgão/peso corporal x 100) (Keil *et al.*, 2008).

3.2.5.2: Resposta imunitária humoral:

3.2.5.2.1: ELISA indireto para a medição do título de anticorpos NDV:

As amostras de soro foram testadas com o teste ELISA específico para o NDV (Synbiotics Co., San Diego, CA, EUA), de acordo com o protocolo do fabricante, utilizando um leitor de microplacas automatizado (ELx800, BIO-TEK Instruments Inc, Winooski, Vermont, EUA). O software fornecido pelo fabricante quantificou a quantidade de títulos de anticorpos em cada amostra individual e calculou o título aritmético médio para o grupo de amostras de soro de cada grupo.

O teste ELISA foi efectuado de acordo com o procedimento do fabricante e incluiu os seguintes passos:

1. Os reagentes ELISA foram retirados do frigorífico e todos os reagentes foram deixados a aquecer à temperatura ambiente.
2. A folha de cálculo KPL ELISA foi preenchida para as amostras de soro a testar e o computador foi preparado.
3. Preparação de uma placa de diluição de padrão (razão de diluição 1:50), mantendo os poços do controlo positivo e do controlo negativo vazios (6 poços). 6 µl. de soro em 300 µl. de tampão de diluição, e os soros foram muito bem misturados num tampão de diluição.
4. Diluição dos soros de controlo **+ve** e -ve (igual à razão de diluição das amostras, 1:50).
5. As placas de ensaio foram retiradas do saco selado.
6. Foram adicionados 50 µl de tampão de diluição aos poços de ensaio da placa ELISA, incluindo os controlos.
7. Adicionar 50 µl. de controlo **+ve** diluído para um agente específico do respetivo tubo Eppendorf para o respetivo poço específico na placa ELISA e iniciar uma temporização de 30 minutos.
8. 50 µl. de controlo -ve pipetados nos respectivos poços específicos da placa ELISA.
9. 50 µl. de soro diluído pipetado da placa de diluição para os respectivos alvéolos específicos na placa ELISA.

Preparação da solução de lavagem e do conjugado

1. Quando a incubação estiver concluída, cerca de 30 minutos, o líquido foi retirado da placa ELISA e iniciou-se a lavagem.
2. Pipetou-se 300 µl de solução de lavagem diluída para cada um dos poços de ensaio e deixou-se a solução de lavagem de molho durante pelo menos 30 minutos.
3. A placa ELISA invertida foi tapada com fita adesiva para remover todo o líquido residual e o procedimento de lavagem foi repetido duas vezes.
4. Foram adicionados 100 µl. de conjugado diluído a todos os poços das placas de ensaio. O tempo

de treze minutos começou após a adição do conjugado à primeira fila.

5. A lavagem foi efectuada como no passo 1 acima.
6. Foram adicionados 100 µl de substrato ABTS a todos os poços da placa de ensaio. Foi iniciado um temporizador de 15 minutos após a adição do substrato à primeira fila da placa de ensaio.
7. Quando o temporizador emitiu um sinal sonoro, foram adicionados 100 µl de solução de paragem diluída a todos os poços da placa de ensaio.
8. As placas de teste ELISA foram lidas a 405-410 nm no leitor ELX-800 Biotek.

3.2.5.3: Resposta celular:

3.2.5.3.1: Índice fagocítico (IP):

A atividade fagocítica dos heterófilos foi estimada de acordo com o método de Park *et al.*, 1968. Os heterófilos foram expostos a um corante amarelo Nitroblue- tetrazolium (NBT); as células estimuladas absorvem o corante por fagocitose, enquanto as células não estimuladas não o fazem. Através da reação intracelular, este corante será reduzido e precipitará cristais insolúveis, azuis e escuros (cristais de formazan). Estes depósitos são visíveis ao microscópio ótico e foram contados em imersão em óleo (x 1000).

Procedimento

1. Foi preparada uma solução de 0,1% de corante NBT dissolvendo 0,01 g do corante em 10 ml de solução salina normal. Esta solução era estável durante mais de um ano se congelada a (-20 C°).
2. O sangue fresco foi recolhido para um tubo de ensaio (EDTA) e depois adicionado num volume igual à mistura NBT-PBS (20 µl para cada) e misturado suavemente.
3. A mistura sangue-NBT-PBS foi incubada a 37 C° durante 30 min.

Preparou-se suavemente uma fina película de sangue para evitar o desprendimento de células, fixou-se com metanol durante 5 minutos e corou-se com a coloração de Wright (Adam *et al.*, 1971).

4. As lâminas foram examinadas ao microscópio ótico de imersão em óleo (X 1000). Foram contados mais de 100 heterófilos e a percentagem de heterófilos com depósitos de formazan azul-escuro foi determinada de acordo com esta equação:

PI % = N.º de heterófilos reduzidos (NBT) / N.º total de heterófilos **x** 100

3.2.5.3.2: ELISA em sanduíche para a medição dos títulos de linfócitos T de galinha (CD4 e CD8) no soro:

As amostras de soro foram testadas com o kit ELISA específico para CD (Mybiosource) USA, de acordo com o protocolo do fabricante, utilizando um leitor de microplacas automatizado (ELx800, BIO-TEK Instruments Inc., Winooski, Vermont, USA) com um comprimento de onda de (450)nm. O software fornecido pelo fabricante quantificou a quantidade de títulos de CD em cada amostra individual e calculou o título aritmético médio para o grupo de amostras de soro de cada grupo, estimado pela unidade Nanograma (ng)/L.

Procedimento de ensaio

1- Diluição de soluções padrão: (Este kit tinha um padrão de concentração original, que foi diluído em pequenos tubos pelo utilizador, seguindo as instruções):

Diluição padrão de (CD4)

4000ng/L	Standard No.5	120µl Original Standard + 120µl Standard diluents
2000ng/L	Standard No.4	120µl Standard No.5 + 120µl Standard diluents
1000ng/L	Standard No.3	120µl Standard No.4 + 120µl Standard diluents
500ng/L	Standard No.2	120µl Standard No.3 + 120µl Standard diluents
250ng/L	Standard No.1	120µl Standard No.2 + 120µl Standard diluents

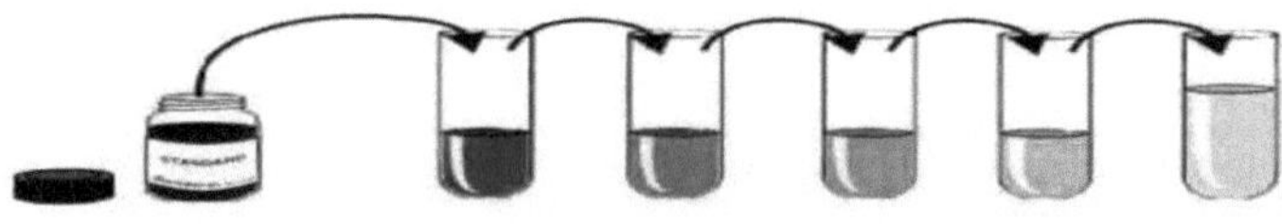

8000ng/L 4000ng/L 2000ng/L 1000ng/L 500ng/L 250ng/L

Diluição padrão de (CD8)

6000ng/L	Standard No.5	120µl Original Standard + 120µl Standard diluents
3000ng/L	Standard No.4	120µl Standard No.5 + 120µl Standard diluents
1500ng/L	Standard No.3	120µl Standard No.4 + 120µl Standard diluents
750ng/L	Standard No.2	120µl Standard No.3 + 120µl Standard diluents
375ng/L	Standard No.1	120µl Standard No.2 + 120µl Standard diluents

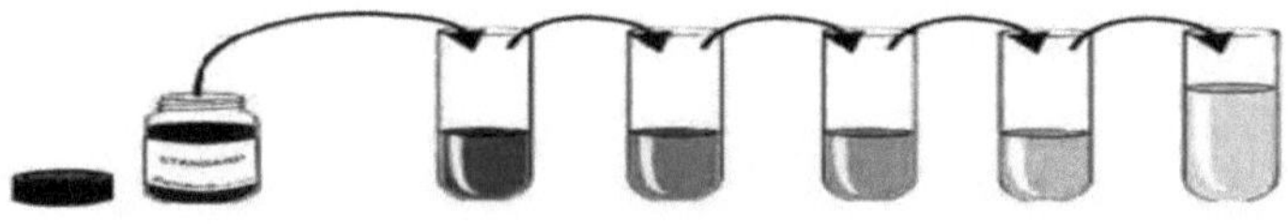

12000ng/L 6000ng/L 3000ng/L 1500ng/L 750ng/L 375ng/L

2- Para o ensaio, foi retirado o número de tiras de poços necessário, colocado no suporte da placa, duplicados ou triplicados dos padrões e espaços em branco. De acordo com o protocolo do fabricante, utilizando um leitor automático de microplacas (ELx800, BIO-TEK Instruments Inc., Winooski, Vermont, EUA).

3- Para o poço branco, foram adicionadas apenas as soluções de cromogénio A e B e a solução de paragem. (não foi adicionado o anticorpo biotinilado ou Strep-HRP).

Para os poços de padrão, foram adicionados 50 µl de padrão e 50 µl de Strep-HRP. (o anticorpo biotinilado não foi adicionado porque o padrão fornecido já estava ligado ao anticorpo.

Para os poços de amostra, foram adicionados 40 µl de amostra, 10 µl do anticorpo biotinilado e 50 µl de Strep-HRP, e a placa foi selada, agitada suavemente para misturar e incubada a 37 graus C° durante 60 minutos.

4- O tampão de lavagem foi preparado diluindo-o com água destilada.

5- O vedante da placa foi cuidadosamente removido e o líquido foi vertido. A placa foi agitada para remover quaisquer gotas restantes. Encher cada poço com tampão de lavagem, aguardar 30 segundos e, em seguida, retirar o líquido. Repetir 5 vezes.

6- Foram adicionados 50 µl de cromogénio A a cada poço e, em seguida, 50 µl de cromogénio B a cada poço. Misturar suavemente a placa e incubá-la a 37 C° durante 10 minutos. A placa foi protegida da luz durante a incubação.

7- Foram adicionados 50 µl da solução de paragem a cada poço, a cor mudou de azul para amarelo.

8- Ensaio: Tomar o poço em branco como zero, medir a absorvância (DO) de cada poço, um a um, sob um comprimento de onda de 450 nm, o que foi efectuado nos 10 minutos seguintes à adição da solução de paragem.

9- De acordo com as concentrações dos padrões, os valores de DO correspondentes foram calculados através da equação de regressão linear da curva padrão. Figura (3-2), para os linfócitos T CD4 e Figura (3-3), para os linfócitos T CD8, em seguida, de acordo com o valor da DO das amostras, calculou-se a concentração da amostra correspondente.

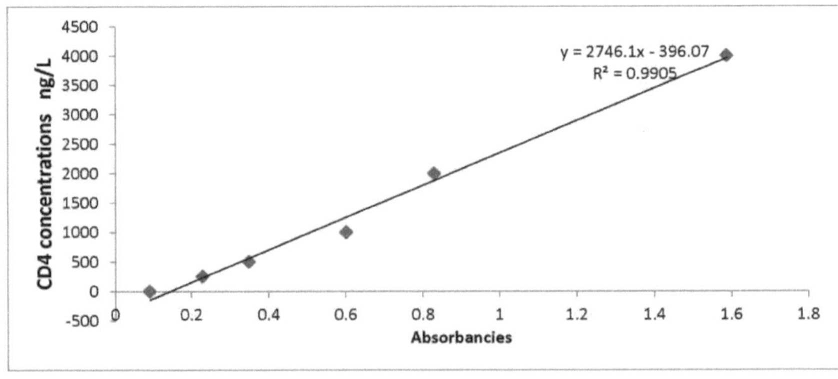

Figura (3-2): Curva padrão para a concentração de CD4

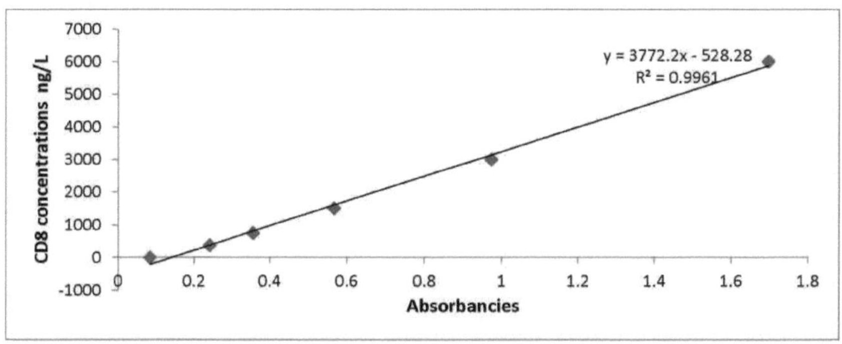

Figura (3-3): Curva padrão para concentrações de CD8

3.2.6: Análise estatística:

Os dados foram analisados utilizando o programa estatístico (S.A.S., 2005) para analisar o efeito do Aromabiotic em frangos de carne no peso corporal, ganho de peso, anticorpos ND, SI, PI, baço, bursa de Fabricius, linfócitos T CD4 e linfócitos T CD8, em função da análise de variância do modelo linear geral, de acordo com a equação (Yij = U + Ai + b1(X1-Xi) + b2(X2-Xi) + eij), seguida da determinação do fator de regressão entre amostras aleatórias, utilizando-se depois o teste de intervalo múltiplo de Duncan para detetar as variações significativas entre as médias (Duncan, 1955).

Capítulo IV

Resultado

4.1: Análise descritiva:

4.1.1: Título de anticorpos contra a doença de Newcastle:

Normalmente, o título de ND das aves com um dia de idade é um bom reflexo do título de imunidade materna. A média±SE do título de ND das aves experimentais com um dia de idade foi de 11282,8 ±215,9 com um valor de coeficiente de variação (CV) igual a (1,91%) (Quadro 4-1).

4.1.2: Linfócito T de cluster de diferenciação (CD4):

Os valores descritivos de CD4 na experiência com aves com um dia de idade indicaram que a média global é de 1126,8±21,25 com um valor de CV (1,88%) (Quadro 4-1).

4.1.3: Linfócito T de cluster de diferenciação (CD8):

O valor médio do parâmetro CD8 das aves com um dia de idade foi de 1941,9±63,07 com valores de CV iguais a (3,24%) (Tabela 4-1).

Tabela (4-1): Análise descritiva dos pintos de carne experimentais com um dia de idade

Traits	Statistical parameter	
	Means ± SE	C.V.
ND	11282.8±215.9	1.91%
CD4	1126.8±21.25	1.88%
CD8	1941.9±63.07	3.24%

4.2: Efeito da interação das caraterísticas:

4.2.1: Peso corporal:

O efeito da FA dietética aumentou significativamente o peso corporal às 1, 2, 3, 4, 5 e 6 semanas de idade, como indicado na (Tabela 4-2). Na 1st semana de idade, o peso corporal dos pintos não foi significativamente diferente entre os grupos. Por outro lado, os dados às 2 semanas de idade mostraram que o peso corporal mais elevado foi atingido no G2 e no G3 e foi significativamente diferente dos outros grupos. Também o G1, G4 e G8 foram estatisticamente semelhantes no seu efeito sobre o PC e significativamente diferentes do G5, G6 e G7. Quanto às aves com 3 semanas de idade, o G4 apresentou o valor mais elevado e foi significativamente diferente dos outros grupos. Os dados das aves com 4 semanas de idade revelaram que os grupos FA (GA) não apresentaram diferenças significativas, mas foram superiores e significativamente diferentes dos grupos GB.

Na 5ª semana de idade, o G3 e o G4 foram semelhantes no seu efeito e significativamente superiores aos outros grupos, por outro lado, os grupos GA foram superiores e significativamente diferentes dos grupos GB. Ao analisar as 6th semanas de idade, os grupos GA com dieta suplementada com FA apresentaram um PC significativamente mais elevado do que os grupos GB; por outro lado, os grupos G3 e G4 dominaram os outros grupos.

Tabela (4-2): Peso corporal dos pintos de carne afetado pelos ácidos gordos da dieta e pelo método de vacinação em diferentes idades.

	Treatment	Age (week)					
		W1	2W	3W	4W	5W	6W
Interaction (GA)	G1	119.4± 0.2ba	331.6±3.b	890±2.9c	1538.1±4.2a	2300.4±3.9b	2813.6±11b
	G2	121±0.6a	342±0.29a	863.6±4d	1473.2±6.2b	2309.9± 4b	2821.4±10ba
	G3	121.5±0.4a	344.5±0.4a	911±4.8b	1537.8±3.3a	2350.5± 5.9a	2879±50.9a
	G4	119±0.4ba	334.4±1.4b	944.3±2a	1535.2±2.8a	2364.5± 4.8a	2881.7±13a
Interaction (GB)	G5	119±1.6ba	318.4±0.6c	872.4±6d	1423.5±10c	2189.9±15c	2710.2±11c
	G6	119.3±2.4ba	319±3.18c	793.4±4f	1373.7±3.9d	2146.1±4.4d	2671.5±8c
	G7	118.7±1.4ba	316.6±1.9c	807.5±5e	1374.5±5.2d	2184.9±4.1c	2708± 7.4c
	G8	121.5±0.3a	334.6±2ba	869.7±8d	1371.7±4.5d	2183.2±7.1c	2730.4±14c

As médias sem sobrescritos comuns dentro da célula do período de tratamento (idade) são significativamente diferentes ($p<0,05$).
* Média±SE

4.2.2: Aumento de peso:

Os dados sobre o ganho de peso das aves foram clarificados na (Tabela 4-3). Os dados sobre a idade de 1 semana das aves, o G2, G3, G4 e G8 foram semelhantes no seu efeito e significativamente diferentes do G5, G6, G7 e G1. Quanto à 2nd semana de idade, o G2 e o G3 foram semelhantes no seu efeito e significativamente diferentes quando comparados com os outros grupos. Na análise das 3 semanas de idade, o maior ganho de peso foi o G4 (609,8+2,3a), significativamente diferente dos outros grupos. Por outro lado, os dados relativos à 4ª semana de idade revelam que o melhor ganho de peso foi observado no G1 (648+5,5a) g, quando comparado com os outros grupos, e que o G8 registou o ganho de peso mais baixo (502+4,9) g. Enquanto as aves com 5 semanas de idade, o G2 e o G4 registaram um ganho de peso mais elevado (836,6+5,1a, 829+5,1ba)g, respetivamente, e significativamente diferente dos outros grupos. Enquanto que às 6 semanas de idade das aves não se registaram diferenças significativas entre os grupos.

Quadro (4-3): ganho de peso dos pintos de carne afetado pelos ácidos gordos da dieta e pelo método de vacinação em diferentes idades.

	Treatment	Age (week)					
		1W	2W	3W	4W	5W	W6
Interaction (GA)	G1	74±0.224b	214±3b	558.3±1.8b	648±5.5a	762.3±5.7c	513±12.5a
	G2	77.9±0.2a	221±0.2a	521.5±3.7c	609.6±8cb	836.6±5.1a	511.5±12.8a
	G3	77.8±0.3a	223±0.1a	566.4±4.8b	626.8±4.4b	812.7±9b	528.4±51a
	G4	78±0.2a	213±1.4b	609.8±2.3a	590.8±3.cd	829±5.1ba	517±13a
Interaction (GB)	G5	62.9±1.4c	212±2b	554±6.5b	551±12.4f	766.4±7.7c	520±14.4a
	G6	64±2.4c	212±4b	474±3e	580±5.2ed	772±7.8c	525.5±8.6a
	G7	73±1.4b	200±3c	490.9±62d	567±7.2ef	810±8b	523±7.6a
	G8	78±0.3a	213±1.8b	535±8.6c	502±4.9g	811.5±7.6b	547±18.9a

As médias sem sobrescritos comuns dentro da célula do período de tratamento (idade) são significativamente diferentes ($p<0,05$).

* Média±SE

4.2.3: Título de anticorpos contra a doença de Newcastle:

O efeito da FA dietética, dos métodos de vacinação e da interação no título de ND aos 1 e 10 dias de idade não foi significativamente diferente, enquanto o efeito da FA dietética no título de ND só foi óbvio nas aves alimentadas com dieta com FA após a vacinação (Quadro 4-4), em que o título de ND nas aves às 3 semanas dominou significativamente as aves alimentadas com dieta sem tratamentos com dieta suplementada com FA nessas idades específicas, o Gl e o G5 foram semelhantes no seu efeito, tiveram títulos de ND mais elevados e significativamente diferentes dos outros grupos, enquanto o G4 e o G8 foram os que detectaram menos títulos de ND.

Às 4 semanas de idade, os Gl, G2, G5 e G6 foram semelhantes nos seus efeitos sobre os títulos de ND e significativamente mais elevados do que os outros grupos. Quando as aves tinham 5 semanas de idade, a glândula G5 era semelhante no seu efeito, tinha títulos ND mais elevados e era significativamente diferente dos outros grupos, enquanto o G4 e o G8 tinham os títulos ND mais baixos detectados. As aves com 6 semanas de idade apresentaram diferenças significativas no valor do título de ND com os diferentes métodos de vacinação, conforme ilustrado na (Tabela 4-4), em que o G3 e o G7 apresentaram os valores mais elevados de títulos de ND e foram significativamente diferentes dos outros grupos. Enquanto o G4 e o G8 apresentaram os valores mais baixos.

Tabela (4-4): Título de anticorpos contra a doença de Newcastle de pintos de carne afectados pelos ácidos gordos da dieta e pelos métodos de vacinação em diferentes idades.

	Treatment	Age (day)				
		10 day	**21 day**	**28 day**	**35 day**	**42 day**
Interaction (GA)	G1	3975.6±184ba	6709±223.7a	7668±320a	7147±459.9a	6269±342b
	G2	4322±632.7ba	5291±254.9b	6741±373a	5551±355bc	5304±436.3b
	G3	3414±208.2ba	3093±240.8d	4594±475b	5461±531bc	7095±250.3a
	G4	4025±587.9ba	2033.8±292e	976.8±67c	737.6±85.3d	245.83±41d
Interaction (GB)	G5	38976±476ba	6188.5±229a	7048±536a	6229±546ba	4953.1±327b
	G6	3956±336ba	4390.8±189c	6540±471a	4649±345.7c	3946±422.7c
	G7	3017.8±412b	2446±188ed	4056±441b	5073±549bc	6833±233.8a
	G8	4690.8±485.9a	1887±243.9e	891±205.8c	687.8±87.5d	203.8±39.5d

As médias sem sobrescritos comuns dentro da célula do período de tratamento (idade) são significativamente diferentes ($p<0,05$).
*Média±SE

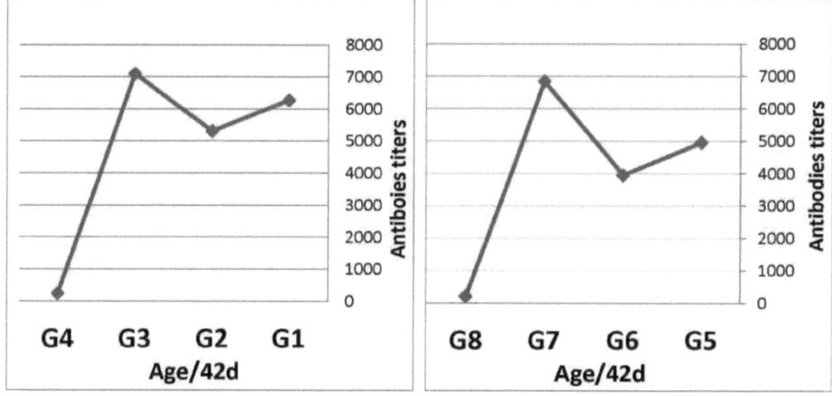

Figura (4-1): Os títulos médios de ND de acordo com os diferentes métodos de vacinação e tipo de dieta aos 42 dias de idade.

4.2.4: Índice de stress (relação H/L):

Representado por heterófilos e linfócitos, o rácio foi estudado nos períodos de 14 e 28 dias. Quanto ao efeito da inclusão de AF na dieta, verificou-se que a alimentação com AF melhorou significativamente o estado geral de saúde, como se pode ver na Tabela 4-5, aos 14 e 28 dias de idade. Quando as aves tinham 14 dias de idade, de acordo com este estudo, o G4 apresentou o valor mais baixo de SI e foi significativamente diferente dos outros grupos; por outro lado, o G8 apresentou um valor baixo de IS e foi significativamente diferente dos outros grupos, podendo concluir-se que a diferença no valor de SI entre o G4 e o G8 foi óbvia no dia 14 (0,019). Quanto aos 28 dias de idade, os grupos GA apresentaram valores mais baixos de SI e significativamente diferentes quando comparados com os grupos GB, podendo concluir-se que a diferença no valor de SI entre o G4 e o G8 foi óbvia no dia 14 (0,053).

Tabela (4-5): Índice de stress (rácio H/L) dos pintos de carne afetado pelos ácidos gordos da dieta e pelo método de vacinação em diferentes idades.

	Treatment	Age (days)	
		14 day	28 day
Interaction (GA)	G1	0.187±0.002b	0.22±0.003bc
	G2	0.194±0.002ba	0.22±0.0045bc
	G3	0.182±0.003bc	0.20±0.003bc
	G4	0.163±0.011d	0.18±0.0014d
Interaction (GB)	G5	0.2±0.002a	0.247±0.005a
	G6	0.19±0.0.002ba	0.24±0.003a
	G7	0.19±0.003ba	0.24±0.63a
	G8	0.182±0.72c	0.233±0.004a

As médias sem sobrescritos comuns dentro da célula do período de tratamento (idade) são significativamente diferentes (p<0,05).

* Média±SE

4.2.5: Índice fagocítico:

O índice fagocítico, representado pela percentagem de heterófilos activados em relação ao total de células sanguíneas heterófilas, foi calculado aos 14 e 28 dias de idade, como se mostra no Quadro 4-6. A este respeito, à medida que a percentagem aumenta, o estado de saúde da ave é fisiologicamente melhor no que diz respeito ao sistema imunitário. Os resultados aos 14 dias de idade revelaram que os valores de PI no G5 e no G7 eram elevados e significativamente diferentes dos outros grupos. No dia 28, o G1 apresentou valores de IP mais elevados e teve um efeito semelhante ao do G2 e do G3, por outro lado, foram estatisticamente diferentes dos outros grupos.

Tabela (4-6): Índice fagocítico de pintos de carne afetado pelos ácidos gordos da dieta e pelo método de vacinação em diferentes idades.

	Treatment	Age (day)	
		14 day	28 day
Interaction (GA)	G1	36.33±3d	51±1.57a
	G2	36.33±2.11d	48.68±1.65ba
	G3	42.16±2.46bd	47.17±2.75bac
	G4	41.83±2.79bd	46.5±4.5dc
Interaction (GB)	G5	46.5±2.62a	41.17±3.59bdc
	G6	44±2.1cb	37.67±2.01d
	G7	47.3±0.87a	41±0.82bdc
	G8	37.5±1.33cd	31.33±2.03d

As médias sem sobrescritos comuns dentro da célula do período de tratamento (idade) são significativamente diferentes (p<0,05).

* Média±SE

4.2.6: Peso do baço e da bursa de Fabricius:

É do conhecimento geral que tanto a bursa de Fabricius como o baço fazem parte do sistema imunitário das aves. Os resultados desta experiência indicaram que nenhum dos factores de tratamento afectou significativamente a percentagem de cada um dos seus dois parâmetros (baço e bursa de Fabricius) no dia 14 e 28, em comparação com todas as outras combinações de tratamento, como se mostra no Quadro 4-7.

Tabela (4-7): Peso do baço e da bursa de Fabricius dos pintos de carne afectados pelos ácidos gordos da dieta e pelos métodos de vacinação em diferentes idades.

	Treatment	Age (day)			
		Spleen%		Bursa of Fabricius%	
		14 day	28 day	14 day	28 day
Interaction (GA)	G1	0.074±0.009bac	0.328±0.030a	0.192±0.057a	0.94±0.093a
	G2	0.098±0.013a	0.349±0.037a	0.168 ±0.008a	0.854±0.06ba
	G3	0.101±0.008a	0.407±0.091a	0.144±0.009a	0.728±0.03ba
	G4	0.099±0.013a	0.355±0.011a	0.166±0.01a	0.776±0.06ba
Interaction (GB)	G5	0.079±0.006ba	0.323±0.03a	0.189±0.02a	0.898±0.107a
	G6	0.078±0.011bac	0297±0.007a	0.163±0.013a	0.784±0.04ba
	G7	0.095±0.011ba	0.315±0.051a	0.142±0.016a	0.69±0.091ba
	G8	0.091±0.007ba	0.333±0.062 a	0.153±0.018a	0.721±0.04ba

As médias sem sobrescritos comuns dentro da célula do período de tratamento (idade) são significativamente diferentes ($p<0,05$).
* Média±SE

4.2.7: Linfócitos T de grupos de diferenciação (CD):

O efeito da interação de três factores (tipo de dieta, métodos de vacinação e idade) e a sua combinação em CD4 e CD8 foi estudado conforme indicado no (Quadro 4-8), (Quadro 4-9).

4.2.7.1: Linfócito T de cluster de diferenciação (CD4):

As médias de CD4 medidas em Nanogramas/L para cada um dos tratamentos principais e suas interações são apresentadas na (Tabela 4-8). Para as aves aos 10 dias de idade, os resultados confirmaram que houve um maior valor de CD4 observado no G7 e significativamente diferente dos demais grupos, enquanto que o G4 e o G8 foram semelhantes em seu efeito e apresentaram o menor valor entre os grupos. Quanto aos dados aos 20 dias de idade a glândula G6 apresentou valores mais elevados e estatisticamente diferentes quando comparada com G4, G5 e G7. Por outro lado, quando as aves aos 30 dias de idade o G6 apresentou maior valor teve influência semelhante com G2, G4, G5, por outro lado significativamente diferente do Gl, G7, G3 e G8. No entanto, cada um dos G2, G8 aos 42 dias de idade apresentou valores mais elevados e significativamente diferentes dos grupos, exceto o G6 em que o efeito foi semelhante.

Tabela (4-8): Grupo de diferenciação (CD4) afetado pelos ácidos gordos da dieta, idade das aves, métodos de vacinação e respectivas interações em pintos de carne.

	Treatment	Age (day)			
		10 day	**20 day**	**30 day**	**42 day**
Interaction (GA)	**G1**	1152.7±191bac	1714±29.9a	692.8±20d	776.5±29.8b
	G2	968±8.4bc	1573±180ba	1093±98cb	868.5±48.7a
	G3	1303.8±25.6ba	1326±121bac	890±23.5cd	691.4±22.7b
	G4	1146±126.7bac	963.3±139c	1064±27cb	779.9±76b
Interaction (GB)	**G5**	777±92c	1154±66.7bc	1068±36cb	723.6±15.8b
	G6	927±23.5bc	1752±336.7a	1136±61.5b	736.7±17b
	G7	1570.8±323.8a	900.8±36c	879±22cd	800±71ba
	G8	824.6±19.8c	1359±47bac	965±60cb	849±139.8a

As médias sem sobrescritos comuns dentro da célula do período de tratamento (idade) são significativamente diferentes ($p<0,05$).
* Média±SE

4.2.7.2: Linfócito T de cluster de diferenciação (CD8):

Os dados relativos à análise dos linfócitos T CD8 em frangos de carne são apresentados na (Tabela 49). Verificaram-se diferenças estatísticas nos valores de CD8 devido à suplementação de AF em comparação com a dieta basal, conforme indicado na (Tabela 4-9). Quando as aves tinham 10 dias de idade, o G1 e o G7 apresentaram valores mais elevados de C8 detectados e significativamente diferentes quando comparados com outros grupos. Enquanto as aves com 20 dias de idade, o G1, o G6 e o G8 tiveram um efeito semelhante nos linfócitos T CD8 e foram significativamente diferentes dos outros grupos.

No dia 35, o G3, o G6, o G7 e o G8 foram semelhantes no seu efeito sobre os linfócitos T CD8 e significativamente mais elevados em comparação com os outros grupos, em geral os valores dos linfócitos T CD8 neste período diminuíram em comparação com os 10 e 20 dias de experiência. Enquanto as aves aos 42 dias de idade os valores dos linfócitos T CD8 diminuíram drasticamente quando comparados com outros períodos de idade, por outro lado, nesta idade específica, o G7 tinha valores CD8 mais elevados, enquanto o G1 apresentava os valores mais baixos de linfócitos T CD8.

Tabela (4-9): Agrupamento de diferenciações (CD8) afetado pelos ácidos gordos da dieta, idade das aves, métodos de vacinação e respectivas interações em pintos de carne.

	Treatment	Age (day)			
		10 day	**20 day**	**30 day**	**42 day**
Interaction (GA)	**G1**	2571±108ba	3206±239.8a	1313±261.6c	545.9±65d
	G2	1564±114d	2056±195cb	1396.5±33.7c	1194.7±118bac
	G3	2016±220dc	2496±39b	1819±110ba	781.6±74.7dc
	G4	2357±174bc	2260±79.4b	1322.9±100c	1360±229.8ba
Interaction (GB)	**G5**	1910±129dc	2034±117cb	1551±74bc	871±56.4bdc
	G6	1837.8±42d	3483±379.6a	1911±64ba	1446±248.9a
	G7	3017.5±261a	1532±106.4c	2171.6±172a	1175.8±98bac
	G8	1562±32.9d	3134±75.9a	2228±119.6a	1197.5±187bac

As médias sem sobrescritos comuns dentro da célula do período de tratamento (idade) são significativamente diferentes ($p<0,05$).

* Média±SE

Capítulo Cinco

Discussão

Os pintos alimentados com dieta contendo 0,15% de FA aumentaram significativamente o peso corporal (P<0,05) no peso corporal semanal do que os pintos alimentados apenas com a dieta basal (dieta sem FA). Está de acordo com (Kessler *at el.*, 2009) que mostrou que os frangos alimentados com dietas suplementadas com gordura apresentaram maior ganho de peso em comparação com aqueles alimentados com dietas sem adição de gordura. A gordura pode inibir o crescimento excessivo de um microrganismo intestinal nocivo, com o resultado que pode afetar positivamente a saúde e a produtividade das aves. Além disso, (Cross *et al.*, 2007) mostraram a melhoria do peso corporal (PC) devido aos principais constituintes das ervas e óleos essenciais que são responsáveis pela maior parte da atividade antimicrobiana.

Quanto ao efeito do método de vacinação, o peso corporal às 3rd e 4th semanas foi mais pesado para as aves vacinadas por via oral e para os grupos de controlo do que para as que receberam a vacina por via oculonasal e para os grupos S/C. Os dados relativos ao peso corporal às 5th e 6th semanas mostram uma espécie de superioridade das aves que não receberam vacina em relação à dose submetida a vacinação contra a ND. Os dados da interação indicaram que, em cada um dos dois grupos de dietas, os pintos de controlo mostraram que o peso corporal às 6th semanas de idade é mais pesado do que o das aves sujeitas à vacina contra a ND através dos métodos oral, oculonasal e S/C. Um resultado semelhante foi relatado por (Kogut, 2009) que descobriu que uma resposta imunitária vigorosa (vacinação) reduz o crescimento das aves, o que pode ser devido à utilização de uma grande quantidade de aminoácidos para produzir anticorpos nas aves contra a vacina contra a ND. Os frangos de carne selecionaram as dietas com elevado teor de gordura e energia desde os primeiros dias de idade, o que conduziu a um melhor desempenho das aves (Miller *et al.*, 2010).

A dieta suplementada com FA provoca uma menor PI no dia 14 do que a dieta basal do grupo de aves e o inverso foi verdadeiro à medida que as aves envelheciam até aos 28 dias devido à capacidade das células imunitárias heterófilas. (Kogut, 2009) concluiu que isso se deve, em grande parte, a uma deficiência qualitativa das defesas inatas do hospedeiro das aves, caracterizada por uma ineficiência funcional dos heterófilos e macrófagos durante os primeiros 7 a 14 dias de vida das galinhas. Além disso, (Al-Khalifa *at el.*, 2012) demonstrou que a percentagem de monócitos envolvidos na fagocitose (atividade fagocítica) em frangos de carne era o principal óleo de peixe.

No 14.º dia, o valor significativo mais elevado de PI foi observado nas aves submetidas à vacina contra a ND através do método S/C e o mais baixo nas aves não vacinadas (controlo). Por outro lado, os dados do 28.º dia revelaram alguma variação estatística nos valores do IP devido aos diferentes métodos de vacinação, com os valores mais baixos observados no grupo de controlo. (Baiao e Lara, 2005) mostraram que, do ponto de vista biológico, os ácidos gordos, os antioxidantes

O rácio H/L provou que, em cada período de idade, o AF melhorou significativamente ($p<0,05$) o parâmetro SI em comparação com os grupos de aves sem dieta com AF. (StOnge e Jones, 2002) observaram que os AGCM absorvidos diretamente na circulação portal e transportados para o fígado para uma taxa de oxidação rápida conduzem a um maior dispêndio de energia para as células imunitárias. Por outro lado, (Gomes e Aoki, 2003) referiram que os AGCM são transportados através da membrana mitocondrial independentemente do sistema carnitinapalmitoil-transferase (CPT). Alguns bioactivos de plantas podem desempenhar um papel no desenvolvimento da resposta imunitária das aves, protegendo as células dos danos oxidativos e melhorando a função e a proliferação destas células, o que é apoiado por (Bozkurt *at el.,* 2012a). Os dados aqui apresentados sugerem um envolvimento óbvio da FA no aumento do peso corporal combinado com a melhoria do estado de saúde dos pintos de carne. Foi confirmado que vários AF exercem alterações nos fosfolípidos da membrana plasmática que afectam a fluidez da membrana e também alteram a produção de eicosanóides (Pablo *at el.*, 2002).

Os rácios de ambos (bursa de Fabricius e baço) não mostraram diferenças significativas devido à dieta com FA versus dieta sem FA aos 14 e 28 dias de idade.
Além disso, os diferentes métodos de vacinação e as interações com os tipos de dieta não tiveram efeito sobre as proporções da bursa de Fabricius e do baço. Estes resultados foram apoiados por (Bozkurt *at el.,* 2012b) que demonstrou que o peso do fígado ou da bursa de Fabricius não foi afetado pela mistura de óleos essenciais ($P<0,05$).

O efeito da FA dietética no título de ND só foi óbvio em aves alimentadas com dieta com FA aos 21 e 42 dias de idade. Isto está de acordo com os resultados relatados por (Korver, 2012); os nutrientes são capazes de modular o sistema imunitário, pelo que está de acordo com os de (Tollba *at el.,* 2010) ao utilizar o aumento do extrato de ervas aromáticas. O título HI do vírus da doença de Newcastle foi significativamente maior com a adição de aromabiotic.

O estudo do efeito da vacinação, independentemente do tipo de dieta, revelou que o título de ND foi estatisticamente diferente com os diferentes métodos de vacinação nos dias 21 e 28 de idade, em que a forma oral de vacinar as aves atingiu a média mais elevada do título de ND, seguida do segundo valor mais elevado pelo método de vacinação oculonasal, que é seguido pelo S/C. As aves de controlo apresentaram o menor título de ND. (Awad *at el.,* 2010) representou que os pintos vacinados com a vacina contra o NDV, isoladamente ou em combinação, tinham títulos de anticorpos significativamente mais elevados do que os pintos não vacinados com a vacina contra o NDV. Tal como observado no estudo de (Rue *et al.,* 2011), a resposta imunitária inata do hospedeiro à infeção por vírus é uma reação imediata concebida para retardar a replicação do vírus e ajudar o hospedeiro a desenvolver uma proteção específica contra as respostas imunitárias adaptativas.

O efeito positivo das células T CD4 (helper) nos diferentes aspectos do sistema imunitário pode dever-se ao aumento do número de células, bem como à sua capacidade funcional inata, como a produção de IL-4 e IL-6. A secreção de interlucinas é crucial para a atividade, proliferação e diferenciação terminal das células B restantes, células plasmáticas específicas para a secreção de anticorpos (Davison *et al.*, 2008).

Analisando 42 dias de idade, os grupos de dieta suplementada com FA causaram um nível significativamente mais elevado de título de ND do que os grupos de dieta sem FA. Foi demonstrado que diferentes tipos de ácidos gordos da dieta têm efeitos variáveis na eliminação bacteriana e no resultado da doença através da supressão ou ativação de respostas imunitárias (Harrison *et al.,* 2013).

Quanto aos métodos de vacinação aos 42 dias de idade, as três formas de vacinação afectaram significativamente o título de ND, tendo a oral e a oculonasal diminuído. (Hassanzadeh e Bozorgmeri, 2004) afirmaram que o título de anticorpos no sangue das aves contra a ND diminuía à medida que as aves envelheciam, enquanto o tratamento S/C apresentava o nível mais elevado. A análise de interação revelou que o método S/C melhorou significativamente o nível do título de ND em comparação com os outros três tratamentos. É devido ao óleo e ao adjuvante que a vacina é lentamente absorvida e induz a produção de anticorpos. (Rahman, 2002) afirmou que o nível de anticorpos se tornou mais elevado após 30 dias pela via S/C.

Nos resultados do presente estudo, o aumento do nível de CD4 em pintos alimentados com AF pode dever-se ao efeito de melhoria do AF na dieta, no estado geral de saúde e no desempenho fisiológico dos pintos, incluindo propriedades significativas de reforço imunitário. Este resultado está de acordo com (Gross e Siegel, 1997); (Dibner *et al,* 1998); (Panda e Reddy, 2007) que referiram que o desenvolvimento dos órgãos linfóides demonstrou ser influenciado pela nutrição da ave. Os nutrientes são necessários para fornecer os blocos de construção das células e tecidos imunitários, incluindo células como os linfócitos T e B, os macrófagos e as células assassinas naturais (Korver e Klasing, 1995).

O funcionamento celular, no entanto, depende da ativação eficiente das vias metabólicas para a obtenção de ATP e de moléculas estruturais como os nucleótidos, fosfolípidos e síntese macromolecular (Nelson e Cox, 2008). Por outro lado, os AGs estão associados a uma série de vias metabólicas, sendo sintetizados a partir de aminoácidos e glicose, esterificados a glicerol a partir de fosfolípidos e triacilglicerol ou decompostos a acetil Co A ou CO2, gerando energia. Provavelmente devido a esta posição chave nas vias metabólicas celulares, as FAs podem regular a sua própria síntese e decomposição, bem como interferir com as rotas metabólicas vizinhas (Pompeia *et al.*, 2000). No entanto, o desenvolvimento do sistema imunitário das aves de capoeira é um processo dinâmico iniciado durante a embriogénese, mas que só fica completo semanas após a eclosão. Por conseguinte, espera-se que a nutrição precoce desempenhe um papel importante no desenvolvimento e na função do sistema imunitário (Nnadi e Ezema, 2010).

Por outro lado, os níveis de CD4 diminuíram com o avançar da idade, independentemente do tipo de dieta ou vacinação. Este resultado está de acordo com (Fahey e Cheng, 2008), que relataram uma idade associada a uma diminuição das células CD4 na camada de pernilongo branco. (Marko *et al.*, 2007) documentaram que o envelhecimento está associado a uma redução da proliferação de linfócitos T e a funções imunitárias deficientes. Todas as descobertas anteriores se referem, de formas diferentes, ao mesmo alvo: os defeitos relacionados com a idade, como o stress oxidativo, o fenómeno de envelhecimento das células e dos tecidos, conduzem ao declínio da função e das actividades das células T (e da maioria das células do corpo).

Uma avaliação padrão da eficiência da vacinação é a medição dos títulos de anticorpos específicos para a vacina (Norup et al., 2011). Também é bem conhecido que o sistema de imunidade celular é um fator-chave na imunidade antiviral induzida pela vacina (Ahmed e Gray, 1996). O elevado nível de CD4 no grupo do método de vacinação oculonasal nos resultados do presente estudo refere-se à ação indutora rápida deste método. Além disso, foi demonstrado que a resposta imunitária mediada por células desempenha um papel fundamental nas infecções virais, bem como na imunidade protetora induzida pela vacina (Sharma, 1999). As células T definidas como CD8 são cruciais na citotoxicidade específica contra células-alvo infectadas por vírus. As células respondem atualmente ao antigénio da molécula CD8 restringido pelo MHC-I na célula-alvo e desempenham um papel importante na resposta imunitária específica mediada por células (Tizard, 2004).

Cluster of differentiation8 (CD8) T-lymphocyte, a distribuição tecidular da molécula CD8 aviária é muito semelhante à CD8 dos mamíferos (Cooper *et al.*, 1991). Os resultados do estudo mostram que o nível de CD8 era mais elevado no grupo com AF do que no grupo sem AF, independentemente de outros factores. Isto pode dever-se ao facto de o AF melhorar o efeito nas células do corpo como um todo, o que é semelhante ao efeito benéfico do AF no grupo CD4. Muitos estudos anteriores mostraram que a FA tem diversas funções em todas as células. São importantes como fonte de energia, como componentes estruturais das membranas celulares (incluindo as células imunitárias), como moléculas de sinalização e como precursores para a síntese de eicosanóides (Calder, 2006). Assim, têm um efeito considerável na estrutura da membrana e na função das células imunitárias (Yaqoob, 2003).

No entanto, o CD8 apresenta um nível elevado no grupo de 20 dias, tendo-se registado um declínio do nível de CD8 com o avançar da idade. Este resultado esperado pode dever-se à forma como o envelhecimento induz a diminuição da população e da atividade da maioria das células do corpo, incluindo as células imunitárias (Gupta *et al.*, 2004). Além disso, a senescência dos linfócitos T é caracterizada por alterações fonotípicas e funcionais, incluindo a perda de marcadores de superfície caraterísticos das células T (Fessler *et al.*, 2013).

No entanto, o elevado nível de CD8, em geral, nas aves vacinadas, em comparação com o grupo não vacinado, estava de acordo com a maioria dos estudos anteriores, tais como (Rauw *et al.*, 2009), que referiram que a imunidade mediada por células específicas do vírus da ND já pode ser detectada na primeira semana após a vacinação. Em geral, sabe-se que as vacinas comerciais contra a ND induzem imunidade protetora, desempenhando as células T um papel importante na eliminação do vírus (Reynods e Maraqa, 2000). (Jia *et al.*, 2014) documentaram que galinhas com 2 semanas de idade foram vacinadas com NDV tipo 1 vivo, após o que o número de células T CD8 aumentou drasticamente e atingiu o pico no dia 5. A sua interpretação é que as alterações no número de células T CD8 podem ser o mecanismo de auto-proteção do sistema imunitário para enfrentar uma grande quantidade de vírus.

Conclusões

As experiências demonstraram que os Aromabiotic ® podem ser utilizados como aditivos para a alimentação animal:

1- Promotor de crescimento.

2- Efeito positivo nos títulos de anticorpos ND e na imunidade.

Recomendações

1- É necessário efetuar estudos histopatológicos, morfológicos e bioquímicos para avaliar o papel dos MCFA no desempenho sanitário dos frangos.

2- Recomendamos às fábricas de rações para aves de capoeira que adicionem MCFA à dieta devido aos seus efeitos benéficos no desempenho e no estado imunológico.

3- Estudar o efeito do Aromabiotic ® nas caraterísticas de qualidade da carne de aves de capoeira.

4- Efeito do Aromabiotic ® como aditivo alimentar em galinhas poedeiras.

Referências

Ababneh, M.M.K.; Dalab, A.E.; Alsaad, S.R.; AL-Zghoul, M.B. e AL-Natour, M.Q. (2012). Caracterização molecular de um surto recente do vírus da doença de Newcastle na Jordânia. Research in Veterinary Sci. 93: 15121514.

Adam, K.M.G.; Poul, J. e Zaman, V. (1971). Medical and Veterinary Protozoology. 1ª ed., Churchill Livingstone, Edimburgo, PP: 170-173.

Ahmed, R. e Gray, D. (1996). Immunological memory and protective immunity understanding their relation. Science. 272: 54-60.

Ahmadi, E.; Ahmadi, M.; Pourbakhsh, S.A. e Talebi, A. (2013). Deteção e diferenciação de estirpes do vírus da doença de Newcastle que afectam aves de capoeira comerciais no noroeste do Irão utilizando RT-PCR. Revista Internacional de Ciências Veterinárias. 2: 138-142.

Akthar, M.S.; Degaga, B. e Azam, T. (2014). Atividade antimicrobiana de óleos essenciais extraídos de plantas medicinais contra os microrganismos patogénicos. Ciências Biológicas e Pesquisa Farmacêutica. 2: 17.

Al-Khalifa H.; Givens D. i.; Rymer C.; Yaqoob P. (2012). Efeito dos ácidos gordos n-3 na função imunitária em frangos de carne. Poultry sci. 91: 74-88.

Al-Shahery, M.N.; Al-Zubeady, A.Z. e Al-Baroodi, S.Y. (2008). Avaliação da resposta imunitária mediada por células em galinhas vacinadas com o vírus da doença de Newcastle. Iraqi Journal of Veterinary Sci. 22: 21-24.

Alexander, D.J. (2011). Doença de Newcastle na União Europeia de 2000 a 2009. Avian Pathology. 40: 547-558.

Ashan, S.K. (2011). Efeito do óleo de ervas no desempenho, qualidade da carcaça, parâmetros sanguíneos e sistema imunitário em frangos de carne fêmea. Anais da Investigação Biológica. 2: 589-592.

Awad, F.; Forrester, A.; Baylis, M.; Lemiere, S.; Jones, R.; Ganapathy K.; (2010). Respostas imunitárias e interações após a aplicação simultânea de vacinas vivas contra a doença de Newcastle, a bronquite infecciosa e o metapneumovírus aviário em pintos isentos de agentes patogénicos específicos. Research in Veterinary Sci. 98: 127-133.

Baiao, N. e Lara, I.C. (2005). Óleos e gorduras na nutrição de frangos de corte. Revista Brasileira de Ciências Avícolas. 7: 129-141.

Banday, T.; Adil, S.; Bhat, G.A.; Mir, M.S.; e Rahman, M.(2010). Efeito da suplementação dietética de ácido orgânico no desempenho. Histomorfologia intestinal e bioquímica sérica de frangos de corte. 6: 1-7.

Basmacioglu, H.; Tokusoglu. O. e Ergul, M. (2004). O efeito dos óleos essenciais de orégãos e alecrim ou do acetato de alfa-tocoferilo no desempenho e na oxidação lipídica da carne enriquecida com n-3 PUFA's em frangos de carne. South African Journal of Animal Sci. 34: 197-210.

Bavelaar, F.J.; Beynen, A.C. e Beynen, A.C. (2003). Relações entre a composição de ácidos gordos da dieta e o ponto de fusão ou o perfil de ácidos gordos do tecido adiposo em frangos de carne. Meat Sci. 64: 133-140.

Beilharz, M.W. e Bennett, A.L. (2010). Proteção oral do interferão tipo 1 contra o vírus da gripe letal. AsPac J. Mol. Biol. Biotechnol. 18: 47-50.

Bergsson, G.; Steingrimsson, O.; e Thormar. H. (1999). Susceptibilidades in vitro de Neisseria gonorrhoeae a ácidos gordos e monoglicerídeos. J. American Society for Microbiology. 43: 2790-2792.

Bishop, S.C.; Axford, R.F.E.; Nicholas, F.W. e Owen, J.B. (2010). Breeding for Disease Resistance in farm animal. 3ª ed. CAB International. REINO UNIDO.

Bomminenia, Y.R.; Phama, G.H.; Sunkaraa, L.T.; Achantaa, M. e Zhang, G. (2014). Atividades reguladoras imunológicas da fowlicidina-1, um peptídeo de defesa do hospedeiro da catelicidina. Imunologia Molecular. 59: 55-63.

Boursnell, M.E.G.; Green, P.F.; Campbell, J.I.A.; Deuter, A.; Peters, R.W.; Tomley, F.M.; Samson, A.C.R.; Chambers, P.; Emmerson, P.T. e Binns, M.M. (1990). Inserção do gene de fusão do vírus da doença de Newcastle na região não essencial das repetições terminais do vírus da varíola e demonstração da imunidade protetora induzida pelo recombinante. Journal of General Virology. 71: 621-628.

Bozkurt, M.; KuQukyilmaz, K.; £atli, A.U.; Cabuk, M. e Alcicek, A. (2012a). Efeitos da administração de uma mistura de óleos essenciais e uma mistura de ácidos orgânicos separadamente e combinados em dietas sobre o desempenho de frangos de corte. Arch.Geflugelk. 79: 81-87.

Bozkurt, M.; Kugukyilmaz, K.; Zafer, O.; Cinar, M.; Metin, C. e Fethiye, C. (2012b). Influências da suplementação de uma mistura de óleos essenciais em dietas práticas à base de milho versus trigo no crescimento, tamanho dos órgãos, morfologia intestinal e resposta imunitária de frangos de carne machos e fêmeas. Jornal Italiano de Ciência Animal. 11: 290-297.

Carlander, D. (2002). Avian IgY Antibody In vitro and in vivo. Universidade de Uppsala. Suécia 91: 554-557.

Calder, P.C. (2006). n-3 Polyunsaturated fatty acids, inflammation, and inflammatory diseases (Ácidos gordos polinsaturados n-3, inflamação e doenças inflamatórias). Am. J. Clin.

Nutr. 83: 1505-1519.

Chambers, J.R. e Gong, J. (2011). A microbiota intestinal e a sua modulação para o controlo de Salmonella em frangos. Food Research International. 44: 3149-3159.

Chia, X.J.; Wangb, X.J.; Wanga, C.Y.; Cuia, X.J. e Wang, X.J. (2014). Atividade antiviral ampla in vitro e in vivo de peptídeos homólogos às glicoproteínas de fusão do vírus da doença de Newcastle e do vírus da doença de Marek. Jornal de Métodos Virológicos. 199: 11-16.

Chotikatum, S.; Kramomthong, I. e Angkanaporn, K. (2009). Efeitos dos ácidos gordos de cadeia média, ácidos orgânicos e fruto-oligossacárido na colonização cecal de Salmonella Enteritidis e nos parâmetros intestinais dos frangos de carne. Thai J. Vet. Med. 39: 245-258.

Chuammitri, P.; Redmond, S.B.; Kimura, K.; Andreasen, C.B.; Lamont, S.J. e Palic, D. (2011). As respostas funcionais heterófilas aos imunomoduladores dietéticos variam em linhas de frango geneticamente distintas. Vet Immunol Immunopathol. 142: 219-227.

Collee, J.G.; Fraser, A.G.; Marmion, B.P. e Simmos, A. (1996). Mackie and MacCartney Practical Medical Microbiology. 4ª ed., Churchill Livingstone, Nova Iorque, PP: 98-273, 850 e 871.

Cooper, M.D.; Chen, C.H.; Bucy, R.P. e Thompsom, C.B. (1991). Avian T cell ontogeny. Adv. Immunol. 50: 87-117.

Cornax, I.; Diel, D.G.; Rue, C.A.; Estevez, C.; Yu Q.; Miller, P.J. e Afonso, C. L. (2013). As proteínas de fusão e hemaglutinina-neuraminidase do vírus da doença de Newcastle contribuem para a sua gama de hospedeiros macrófagos. Jornal de Virologia Geral. 94: 1189-1194.

Costa-Hurtado, M.; Afonso, C.L.; Miller, P. J.; Spackman, E.; Kapczynski, D. R.; Swayne, D.E.; Shepherd, E.; Smith, D.; Zsak, A. e PantinJackwood, M. (2014). Interferência viral entre o vírus da gripe aviária de baixa patogenicidade H7N2 e o vírus lentogénico da doença de Newcastle em co-infecções experimentais em galinhas e perus. Costa-Hurtado et al. Investigação Veterinária. 45: 1-11.

Costa, L.B.; Luciano, F.B.; Miyada, V.S. e Gois, F.D. (2013). Extratos de ervas e ácidos orgânicos como aditivos alimentares naturais em dietas de suínos. South African Journal of Animal Sci. 43: 181-193.

Crespo, N. e Esteve-Garcia, E. (2001). Dietary Fatty Acid Profile Modifies Abdominal Fat Deposition in Broiler Chickens. Poultry Sci. 80: 71-78.

Cross, D. E.; McDevitt R. M.; Hillman, K.; e Acamovic, T.(2007). As ervas e o seu óleo essencial associado no desempenho, digestibilidade da dieta e microflora intestinal em frangos dos 7 aos 28 dias de idade. Br. Poult. Sci. 48: 496-506.

Dalgaard, T.S.; Norup, L.R.; Pedersen, A.R.; Handberg, K.J.; Jprgensen, P.H. e Juul-Madsen, H.R. (2010). Avaliação citométrica de fluxo das respostas imunitárias mediadas por células T de galinha após vacinação e desafio com o vírus da doença de Newcastle. Vaccine. 28: 4506-4514.

Dalmasso, G.; Nguyen, H.T.T.; Yan, Y.; Hisamuddin, L.C.; Sitaraman, S.V. e Merlin, D. (2008). Butyrate Transcriptionally Enhances Peptide Transporter PepTl expression and Activity. PLOS ONE. 3: 1-14.

Davison, F.; Kaspers B. e Schat K.A. (2008). Avian Immunosuppressive Diseases and Immune Evaion (Doenças Imunossupressoras das Aves e Evolução Imune). Elsevier Ltd., Londres, Reino Unido.

de Pablo, M.A.; Puertollano, M.A. e Alvarez, C.G. (2002). Significado biológico e clínico dos lípidos como moduladores das funções do sistema imunitário. Clinical and Vaccine Immunology. 9: 945-950.

Delves, P.J.; Rose, N. e Mackay, I. (2014). Sistemas inatos e adaptativos de imunidade. Elsevier Inc., Londres, Reino Unido.

Dibner, J.J.; Knight, C.D.; Kitchell, M. L.; Atwell, C.A.; Downs, A.C. e Lvey F.J. (1998). Early feeding development of immune system in neonatal poultry. J.Applied Poult. Res. 7: 425-436.

Diel, D.G.; da Silva, L.H.A.; Liu, H.; Wangc, Z.; Miller, P.J. e Afonso, C.L. (2012). Diversidade genética do paramixovírus aviário tipo 1: Proposta de um sistema unificado de nomenclatura e classificação dos genótipos do vírus da doença de Newcastle. Infeção, Genética e Evolução. 12: 1770-1779.

Dudek, R.W. (2011). High yeild histopathology. 2nd ed. Lippincott Williams & Wilkins, uma empresa Wolters Kluwer. Battimore. MD. EUA.

Duncan, D.B. (1955).Testes de gama múltipla e testes F múltiplos. Biom. 11: 1-42.

Elagib, H.A.; Nabiela, E.M.; Abbass, S. e Tan G. (2012). Efeito das Especiarias Naturais nas Proteínas Plasmáticas em Pintos de Frango. J Nutr Food Sci. 2(7): 1-4.

Erf, G.F. (2004). Imunidade mediada por células em aves de capoeira. Poultry Science Association, Inc. 83: 580-590.

Fan, Y.; Hu, Y.; Wang, D.; Guo, Z.; Zhao, X.; Guo, L.; Zhao, B.; Zhang, J.; Wang, Y. e Nguyen, L. (2010). O polissacárido de Epimedium e a flavona de própolis podem estimular sinergicamente a proliferação de linfócitos in vitro e melhorar as respostas imunitárias à vacina ND em galinhas. Jornal Internacional de Macromoléculas Biológicas. 47: 87-92.

Fascina, V.B.; Sartori, J.R.; Gonzales, E.; de Carvalho, F.B.; de Souza, G.V.; Stradiotti, A.C. e Pelicia, V. C. (2012). Aditivos fitogênicos e ácidos orgânicos em dietas para frangos de corte. Revista Brasileira de Zootecnia. 41: 2189-2197.

Fawaza, H.; Abiadb, G.M.; Ghaddara, N. e Ghali, K. (2014). Sistema de ventilação localizada assistida por energia solar para criação de aves. Energia e Edifícios. 71: 142-154.

Fazel, P.D.; Khoobyar, S.; Mehrabanpour, M.J. e Rahimian, A. (2012). Isolamento e diferenciação de cepas virulentas e não virulentas do vírus da doença de Newcastle por reação em cadeia da polimerase de bandos comerciais de frangos de corte em Shiraz-Irã. International J. of Animal and Veterinary Advances. 4: 389-393.

Fernandez-Rubio, C.; Ordonez, C.; Abad-Gonzalez, J.; Garcia-Gallego, A.; Honrubia, M.P.; Mallo, J.J. e Balana-Fouce, R. (2009). Os aditivos alimentares à base de ácido butírico ajudam a proteger os frangos de carne da infeção por Salmonella Enteritidis. Poult Sci. 88: 943-948.

Frank, T.; Voljc, M.; Salobir, J. e Rezar, V. (2009). Utilização de ervas e especiarias e seus extractos na alimentação animal. Ata argiculturae Slovenica. 94: 95-102.

Fessler J.; Ficjan A.; Duftner C.; Dejaco C. (2013). O impacto do envelhecimento nas células T reguladoras. Front Immunol. 4: 1-20.

Ganar, K.; Das, M.; Sinha, S. e Kumar, S. (2014). Vírus da doença de Newcastle: Estado atual e nossa compreensão. Virus Research. 184: 71-81.

Ganguly, S. (2013). Efeito Farmacêutico Promissor de Vários Agentes Biológicos e Inorgânicos como Suplementos Alimentares para Gado e Aves com Discussão sobre Factos Comprovados de Investigação e Estabelecimento de Conceito. Investigação em Farmácia e Ciências da Vida. 1: 115-120.

Gerwe T.; Bouma A.; Klinkenberg D.; Wagenaar J.A., Jacobs-Reitsma W.F. e Stegeman A. (2010). A suplementação alimentar com ácidos gordos de cadeia média reduz a probabilidade de colonização por Campylobacter jejuni em frangos de carne. Veterinary Microbiology. 143: 114-318.

Gomes, R.V. e Aoki, M.S. (2003). O triglicerídeo de cadeia média desempenha um papel ergogênico no desempenho de exercícios de endurance. Rev Bras Med Esporte. 9: 162-168.

Grimble, R.F. (2009). Noções básicas de nutrição clínica: Imunonutrição - Nutrientes que influenciam a imunidade: Efeito e mecanismo de ação. J.l de Nutrição Clínica e Metabolismo. 4: 10-13.

Gross, W.B. e Siegel, H. (1997). Porque é que alguns ficam doentes. J. Appl. Poult. Res. 6: 453-460.

Gross, A.B. e Siegel, H.S. (1983). Evaluation of Heterophils/Lymphocytes ratio as aeasure of stress index in chickens. Avian Dis. 27: 972-979.

Gupta, M.1.; Mahanty, S., Greer. P.; Towner, J. S.; Shieh, W. J.; Zaki S. R.; Ahmed, R.; Rollin, P. E. (2004). Infeção persistente com o vírus ebola em condições de imunidade parcial. J. Virology. 78: 958-967.

Gutermuth, J.; Bewersdorff, M.; Traidl-Hoffmann, C.; Ring, J.; Mueller, M.J.; Behrendt, H. e Jakob, T. (2007). Efeitos imunomoduladores dos extractos aquosos de pólen de bétula e dos fitoprostanos nas respostas imunitárias primárias in vivo. Allergy Clin Immuno. 120: 293-299.

Harrison, L.; Brown, C.; Afonso, C.; Zhang, J. e Susta, L. (2011). Ocorrência precoce de apoptose em tecidos linfóides de galinhas infectadas com estirpes do vírus da doença de Newcastle de virulência variável. J. Comp. Path. 145: 327-335.

Harrison, L.M.; Balan, K.V. e Babu, U.S. (2013). Ácidos graxos da dieta e resposta imune a infecções bacterianas de origem alimentar. Nutrientes. 5: 18011822.

Hassan, M.G. e Abdulla, T.A. (2011). Efeito de propolies feed supplemmented na higiene e desempenho de frangos de corte. Iraq. J. of Veterinary Sci. 25: 77-82.

Hassanazadeh M.; e Bozorgmeri, M.H. (2004). A Serological Study of Newcastle Disease in Pre- and Post- Vaccinated Village Chickens in North of Iran (Estudo serológico da doença de Newcastle em frangos de aldeia pré e pós-vacinados no Norte do Irão). 3:658-661.

Hernandez, F.; Madrid, J.; Garcia, V.; Orengo, J. e Megias, M.D. (2004). Influência de dois extractos de plantas no desempenho, digestibilidade e tamanho dos órgãos digestivos dos frangos de carne. Poultry Sci. 83: 169-174.

Hocking, P.M. (2009). Biologia da criação de aves de capoeira. Séries do Simpósio de Ciências Avícolas. Vol. 29. Edinburg. REINO UNIDO.

Hong, J.C.; Steiner, T.; Aufy, A. e Lien, T.F. (2012a). Efeitos do óleo essencial suplementar no desempenho de crescimento, metabólitos lipídicos e imunidade, caraterísticas intestinais, microbiota e caraterísticas de carcaça em frangos de corte. Livestock Sci. 144: 253-262.

Hong, S.M.; Hwang, J.H. e Kim, I.H. (2012b). Efeito do triglicerídeo de cadeia média (MCT) no desempenho do crescimento, digestibilidade de nutrientes, caraterísticas do sangue em porcos desmamados. Asian-Aust. J. Anim. Sci. 25: 1003-1008.

Houshmand, M.; Azhar, K.; Bejo, M.H. e Kamyab, A. (2012). Efeitos de aditivos alimentares não antibióticos no desempenho, imunidade e morfologia intestinal de frangos de corte alimentados com diferentes níveis de proteína. South African J. of Animal Sci. 42: 22-32.

Hu, Z.; Hu, J.; Hu, S.; Liu, X.; Wang, X.; Zhu, J. e Liu, X. (2012). Forte resposta imune inata e morte celular em esplenócitos de galinha infectados com o genótipo VIId do vírus da doença de Newcastle. Virologia J. 9: 1-7.

Huang, Z.; Fang, D.; Lv P.; Bian, X.; Ruan, X.; Yan, Y. e Zhou, J. (2012). Respostas imunes celulares diferenciais entre galinhas e patos à infeção pelo vírus da gripe aviária H9N2. Imunologia Veterinária e Imunopatologia. 150: 169-180.

Huff, G.R.; Huff, W.E. e Rath, N.C. (2009). Nutritional Immunomodulation As an Approach to Decreasing the Negative Effects of Stress in Poultry Production (Imunomodulação nutricional como abordagem para diminuir os efeitos negativos do stress na produção avícola). Academia de Ciências do Arkansas. 63: 87-92.

Isaac, D.; Deschepper, K.; Van Meenen, E. e Maertens, L. (2013). The Effect of a Balanced Mixture of Medium Chain Fatty Acids on Zootechnical Perfprmance in Broilers (O Efeito de uma Mistura Equilibrada de Ácidos Gordos de Cadeia Média no Desempenho Zootécnico em Frangos de Carne). Aust. Poult. Sci. Symp. 24: 196-199.

Isolauri, E.; Sutas Y.; Kankaanpaa P.; Arvilommi, H.; e Salminen, S. (2001). Probióticos: efeitos sobre a imunidade. Am J. Clin Nutr 2001.73: 444-450.

Jerzsele, A.; Szeker, K.; Csizinszky, R.; Gere, E.; Jakab, C.; Mallo, J.J. e Galfi, P. (2012). Eficácia do butirato de sódio protegido, uma mistura protegida de óleos essenciais, a sua combinação e a suspensão de esporos de Bacillus amyloliquefaciens contra a enterite necrótica induzida artificialmente em frangos de carne. Poult Sci. 91: 837-843.

Jia .Z.; Cao Y.; Xue Y.; Li F.; Lui M.; Zhang C.; Yang Y. e Duan J. (2014). Análise das respostas mediadas por células T de frango no timo após estresse imunológico. Jornal de terapias baseadas em imunidade, vacinas e antimicrobianos. 3: 22-28.

Kapczynski, D.; Afonso, C. e Miller, P. (2013). Respostas imunitárias das aves de capoeira ao vírus da doença de Newcastle. Imunologia Comparativa e do Desenvolvimento. 41: 447-453.

Keil D.E.; Mehlmann T.; Butterworth L. e Peden-Adams M.M. (2008) A exposição gestacional ao perfluorooctanossulfonato suprime a função imunitária em ratinhos B6C3F1. Toxicol Sci. 103(1): 77-85.

Kessler, A.M.; Lubisco, D.S.; Vieira, M.M.; Ribeiro, A.M.L. e Penz, J.A.M. (2009). Composição de ácidos graxos em dietas de frangos de corte de livre escolha. Brazilian J. of Poultry Sci. 11: 31-38.

Khattar, S.K.; Nayak, B.; Kim, S.H.; Sa, X.; Samal, S.; Paldurai, A.; Buchholz, U.J.; Collins, P.L. e Samal, S.K. (2013). Avaliação da replicação, patogenicidade e imunogenicidade dos sorotipos 2, 3, 4, 5, 7 e 9 do paramixovírus aviário (APMV) em macacos Rhesus. PLOS ONE. 8: 1-12.

Kidd, M.T. (2004). Nutritional Modulation of Immune Function in Broilers (Modulação nutricional da função imunitária em frangos de carne). Poultry Sci Association, Inc. 83: 650-657.

Kogut, M.H. (2009). Impacto da nutrição na resposta imunitária inata à infeção em aves de capoeira. J of Applied Poultry Research. 18: 111-124.

Korver, D.R. and Klasing,K.C. (1995). n-3 polyunsturated fatty acid improve growth rate of broiler chickns and decrease interleukin-1 production. Poult. Sci. 74: 1-15.

Korver, D. (2012). Implicações da alteração da função imunitária através da nutrição em aves de capoeira. Ciência e Tecnologia da Alimentação Animal. 173: 54-64.

Kumar, S.; Nayak, B.; Collins, P.L. e Samal, S. (2011). Paramyxovirus Type 3 Vetor in Chickens by Using a Recombinant Avian F and HN Proteins in Protective Immunity Evaluation of the Newcastle Disease Virus. Virologia. 85: 6521-6534.

Lam, K.M. (1996). Crescimento do vírus da doença de Newcastle em macrófagos de galinha. J. Comp. Path. 115: 253-263.

Lessard, M.; Hutchings, D. e Cave, N.A. (1997). Cell-Mediated and Humoral Immune Responses in Broiler Chickens Maintained on Diets Containing Different Levels of Vitamin A. Poultry Sci. 76: 1368-1378.

Leeson S. e Summers J.D. (2008).Commercial Poultry Nutrition. 3ª ed. Nottingham University Press. REINO UNIDO.

Levic, J.; Sredanovic, S.; Duragic, O.; Jakic, D.; Levic, L. e Pavkov, S. (2007). New Feed Additives Based on Phytogenies and Acidifiers in Animal Nutrition. Biotecnologia na Produção Animal. 23: 527-534.

Long, F.Y.; Guo, Y.M.; Wang, Z.; Liu, D.; Zhang, B.K. e Yang, X. (2011). Os ácidos linoleicos conjugados aliviam a imunossupressão induzida pelo vírus da doença bursal infecciosa em frangos de corte. Poult Science. 90: 1926-1933.

Lowenthal, J.W.; Connick, T.; McWaters, P.G. e York, J.J. (1994). Desenvolvimento da capacidade de resposta imunitária das células T na galinha. Immunology and Cell Biolo. 72: 115-122.

MacLachlan, N.J. e Dubovi, E.J. (2011). Paramixoviridae, cap. 17. IN: Fenner's Veterinary Virology. 4.ª ed. Elsevier Nova Iorque, EUA.

Mahesar, S.A.; Sherazi, S.T.H.; Kandhro, A.A.; Bhanger, M.I.; Khaskheli, A.R. e Talpur, M.Y. (2011). Avaliação de rácios importantes de ácidos gordos em lípidos de alimentos para aves de capoeira por espetroscopia ATR FTIR. Vibrational Spectroscopy (Espectroscopia Vibracional). 57:177-181.

Mahmmod, Z.A. (2013). O efeito da camomila como aditivos alimentares no desempenho produtivo, caraterísticas de carcaça e resposta de imunidade de frangos de corte. International J of Poult Sci. 12: 111-116.

Marko, M.G.; Ahmed, T.; Bunnell, S.C.; Wu, D.; Chung, H., Huber, B.T.; Meydani, S.N. (2007). O declínio associado à idade na formação de sinapses imunes efectivas de células T CD4 é revertido pela suplementação de vitamina E. J. Immunol. 178:1443-1449.

Maroufyan, E.; Kasim, A.; Ebrahimi, M.; Chwen Loh, T.; Bejo, M.H.; Zerihun, H.; Hosseni, F.; Goh, Y.M. e Farjam, A.S. (2012). O enriquecimento com ácidos gordos polinsaturados ómega 3 altera o desempenho e a resposta imunitária em frangos de carne desafiados pela doença infecciosa da bursa. Lípidos na Saúde e na Doença. 11: 1-10.

Metcalf, J.H.; Donoghue, A.M.; Venkitanarayanan, K.; Reyes-Herrera, I., Aguiar, V.F.; Blore, P.J. e Donoghue, D.J. (2011). Água
A administração do ácido gordo de cadeia média ácido caprílico produziu uma eficácia variável contra a colonização entérica de Campylobacter em frangos de carne. Poult Sci. 90: 494-497.

Miller, P.i.J.; Afonso, C.L.; Attrache, J.E.; Dorsey, K.M.; Courtney, S.C.; Guoc, Z. e Kapczynski, D.R. (2013). Efeitos dos anticorpos da vacina contra o vírus da doença de Newcastle no derramamento e transmissão de vírus de desafio. Imunologia Comparativa e de Desenvolvimento. 41: 505-513.

Miller, P.J.; Decanini, E.L. e Afonso, C.L. (2010). Doença de Newcastle: Evolução dos genótipos e desafios de diagnóstico associados. Infeção, Genética e Evolução. 10: 26-35.

Mohamed, M.H.A.; Kumar, S.; Paldurai, A. e Samal, S.K. (2011). Análise da sequência do gene da proteína de fusão do vírus da doença de Newcastle isolado de surtos no Egito durante 2006. Virology J. 1 8: 1-4.

Muir, W.M. e Aggrey, S.E. (2003). Poultry Genetics, Breeding and Biotechnology. CAB International. Londres. REINO UNIDO.

Nagao, K. e Yanagita, T. (2010). Ácidos gordos de cadeia média: lípidos funcionais para a prevenção e tratamento da síndrome metabólica. Pharmacol Res. 61: 208-212.

Nakamura, K.; Ito, M.; Nakamura, T.; Yamamoto, Y.; YAmada, M.; Mase, M. e Imai, K. (2013). Patogénese da doença de Newcastle em galinhas vacinadas: Patogenicidade do vírus isolado e efeito da vacina no desafio do seu vírus. Ciência Médica Veterinária. 3: 1-5.

Nayak, B.; Dias, F.M.; Kumar, S.; Paldurai, A.; Collins, P.L. e Samal, S.K., (2012). Os sorotipos 2-9 do paramixovírus aviário (APMV-2-9) variam na capacidade de induzir imunidade protetora em galinhas contra o desafio com o vírus virulento da doença de Newcastle (APMV-1). Vaccine. 30: 2220-2227.

Nelson D.L. e Cox, M.M. (2008). Lehninger principles of Biochemistry 5th ed.W.H. Freeman and Company. N.Y.

Nnadi, P.A. e Ezema, K.C. (2010). O efeito da qualidade da ração sobre o sistema de desenvolvimento e função em Chiken. Poult Sci. 9: 334-339.

Norup, L. R.; Dalgaard, T. S.; Pedersen, A. R. e Juul-Madsen, H. R. (2011). Avaliação da proliferação de células T específicas da doença de Newcastle em diferentes linhas de galinhas MHC consanguíneas. Scandinavian J. of Immunology. 74: 23-30

OIE, Gabinete Internacional das Epizootias (OIE), Organização Mundial da Saúde Animal (2012). Doença de Newcastle. http://www.oie.int/en/our-scientific- expertise/reference-laboratories/list-of-laboratories.

Oldstone, M.B.A. (2005). Mimetismo Molecular: Doença Autoimune Induzida por Infeção. Springer-Verlag Berlin Heidelberg, Alemanha.1-7.

Pablo, M.A.; Puertollano, M.A. e Cienfuegos, G.A. (2002). Significado Biológico e Clínico dos Lípidos como Moduladores das Funções do Sistema Imunitário. Clinical Diagnostic Laboratry Immunolgy. 9(5): 945-950.

Panda, A.K. e Reddy, M.R. (2007). Reforçar o sistema imunitário dos pintos através de uma nutrição precoce. Poultry international ,

Papamandjaris, A.A.; MacDougall, D.E. e Jones, P.J. (1998). Metabolismo dos ácidos gordos de cadeia média e gasto energético: Obesity Treatment Implications.Life Sci. 62(14): 1203-1215.

Park, B.H.; Fikrig, S.M. e Smithwick, E.M. (1968). Infeção e redução de Nitro blue tetrazolium por neutrófilos. Um auxiliar de diagnóstico. Lancet. 2: 532534.

Pattison, M.; McMullin, P.F.; Alexander, D.J. e Badburry, J.M. (2008). Poultry Diseases (Doenças das Aves). 6th ed. Elsevier Limited. EUA. Cap. 25: 296-298.

Pieper, J.; Methner, U. e Berndt, A. (2011). Caracterização de subconjuntos de células T aviárias após infeção de pintos por Salmonella enterica Serovar Typhimurium. Infeção e Imunidade. 79: 822-829.

Pompeia, C.; Lopes, L.R.; Miyasaka, C.K.; Procopio, J.; Sannomiya, P. e Cur, R. (2000). Efeito dos ácidos graxos na função leucocitária. Brazilian J. of Medical and Biological Research. 33: 1255-1268.

Popovi, M.; Balenovi, M.; Kabalin, A.E.; Savic, V.; Vijtiuk, N.; Vlahovi, K. e Valpotica, I. (2010). Avaliação da cinética das células CD45 no sangue de frangos de engorda imunizados com vacina viva ou inactivada contra a doença de Newcastle. Vet. arhiv. 80: 61-69.

Porchezhian T, Punniamurthy N. Effect of Oral Levamisole Hydrochloride on Humoral Immune

Response and Serum proteins of Broilers (Efeito do cloridrato de levamisol oral na resposta imunitária humoral e nas proteínas séricas dos frangos de carne). J. of Animal and Veterinary Advances 2006. 5: 873-874.

Rahman M.M.; Bari A.S.M.; Gaisuddin M.; Islam M.R., Alam .J.; Sil G.C. e Rahman M.M. (2002). Evaluation of Maternal and Humoral Immunity against Newcatle Disease Virus in Chicken (Avaliação da imunidade materna e humoral contra o vírus da doença de Newcatle em galinhas). International j. of poultry sci. 5:161-163.

Rahman, M.M.; Uyangaa, E. e Kug Eo, S. (2013). Modulação da imunidade humoral e mediada por células contra as vacinas contra a gripe aviária e a doença de Newcastle por administração oral de Salmonella enterica Serovar Typhimurium que expressa a interleucina-18 de galinha. Immune Network. 13: 34-41.

Rasoli, M.; Yeap, S.K.; Tan, S.W.; Moeini, H.; Ideris, A.; Bejo, M.H.; Alitheend, N. B.; Kaiser, P. e Omar, A.R. (2014). Alteração das respostas linfocitárias, perfis de citocinas e quimiocinas em galinhas infectadas com o vírus da doença de Newcastle velogénico genótipo VII e VIII. Imunologia Comparada, Microbiologia e Doenças Infecciosas. 37: 1122.

Rauw, F.; Anbari, S.; Berg, T. e Lambrecht, B. (2011). Medição da imunidade sistémica e local mediada por células respiratórias após infeção por influenza em galinhas. Imunologia Veterinária e Imunopatologia. 143: 27-37.

Rauw, F.; Gardin, Y.; Palya, V.; van Borm, S.; Gonze, M.; Lemaire, S.; van den B.T. e Lambrecht, B. (2009). Imunidade humoral, mediada por células e mucosa induzida pela vacinação oculo-nasal de pintos de um dia SPF e de poedeiras convencionais com duas vacinas vivas diferentes contra a doença de Newcastle. Vaccine. 27: 3631-3642.

Redmond S.B.; Chuammitri, P.; Andreasen, C.B.; Palic, D. e Lamont, S.J. (2011). A proporção de heterófilos de galinha em circulação e a expressão de CXCLi2 em resposta a Salmonella enteritidis são afectadas pela linha genética e pela dieta imunomoduladora. Veterinary Immunology and Immunopathology.140: 323-328.

Reynolds, D.L. e Maraqa, A.D. (2000). Imunidade protetora contra a doença de Newcastle: o papel da imunidade mediada por células. Avian Dis. 44: 145-154

Rudrappa, S.G. e Humphrey, B.D. (2007). Energy Metabolism in Developing Chicken Lymphocytes Is Altered during the Embryonic to Posthatch Transition. Nutritional Immunology. 137: 427-432.

Rue, C.A.; Susta, L.; Cornax, I.; Brown, C.C.; Kapczynski, D.R.; Suarez, D.L.; King, D.J.; Miller, P.J. e Afonso, C.L. (2011). O vírus virulento da doença de Newcastle provoca uma forte resposta imunitária inata em galinhas. J. of General Virology. 92: 931-939.

Rwuaan, J.S.; Rekwot, P.I. e Omontese, B.O. (2012). Efeito de um vírus velogénico da doença de Newcastle no peso corporal e dos órgãos de galos castanhos Shika vacinados. Sokoto J. of Veterinary Sci. 10: 7-12.

Saif, Y.M.; Barnes, H.J.; Glisson, J.R.; Fadly, A.M.; McDougald, I.R. e Swayne, D.E. (2003). Diseases of Poultry 11th ed. Black well publishing.pp:70-74

SAS (2005). Statistic analysis system. guia do utilizador para computador pessoal. Versão 8.2 SAS Intsituted Inc. Cary, NC, EUA.

Schaechter, M. e Lederberg, J. (2004). The Desk Encyclopedia of Microbiology. Elsevier Ltd. EUA.

Schat, K.A.; Kaspers, B.; Kaiser, P.; Schijns, V.E.J.; Zande, S.; Lupiani, B. e Reddy, S.M. (2014). Imunologia aviária. 2ª ed. Aspectos Práticos da Vacinação de Aves. Elsevier Ltd. EUA.

Sell, J.L. (1994). Nutrient Reqirement of poultry.9th ed. National Academy Sci. Academia Nacional de Ciências dos EUA.

Selvaraj, R. K. (2012). Efectores de imunidade máxima: Mecanismos e limitações do desempenho animal. J. Appl. Poult. Res. 21 :185-192.

Serafino, A.S.; Vallebona, P., Andreola, F.; Zonfrillo, M.; Mercuri, L.; Federici, M.; Rasi, G.; Garaci, E. e Pierimarchi, P. (2008). Efeito estimulante do óleo essencial de eucalipto na resposta imune inata mediada por células. BMC Immunol. 9: 1-16.

Shahery, M.N.; Zubeady, A.Z. e Baroodi, S.Y. (2008). Avaliação da resposta imunitária mediada por células em frangos vacinados com o vírus da doença de Newcastle. Iraqi J. of Veterinary Sci. 22: 21-24.

Shane S.M. (2005). Handbook on Poultry Diseases (Manual de Doenças das Aves). Associação Americana de Soja. 2ed .pp:80-81.

Siddique, N.; Naeema, K.; Abbas, M.A.; Malik, A.A.; Rashid, F.; Rafique, S.; Ghafar, A. e Rehman, A. (2013). A análise de sequências e filogenética de isolados virulentos do vírus da doença de Newcastle do Paquistão durante 20092013 revela a circulação de um novo subgenótipo. Virologia. 444: 37-40.

Singh, R.; Verma, P.C. e Singh, S. (2010). Imunogenicidade e eficácia protetora de vacinas baseadas em virossomas contra a doença de Newcastle. Trop Anim Health Prod. 42: 465-471.

Smink, W.; Gerrits, W.J.J.; Hovenier, R.; Geelen, M.J.H.; Verstegen, M.W.A. e Beynen, A.C. (2010). Effect of dietary fat sources on fatty acid deposition and lipid metabolism in broiler chickens (Efeito das fontes de gordura na dieta sobre a deposição de ácidos gordos e o metabolismo dos lípidos em frangos de carne). Poultry Sci. 89: 2432-2440.

Solis de los Santos, F.; Donoghue, A.M.; Venkitanarayanan, K.; Metcalf, J.H.; Reyes-Herrera, I.; Dirain, M.L.; Aguiar, V.F.; Blore, P.J. e Donoghue, D.J. (2009). O aditivo alimentar natural ácido caprílico diminui a colonização de Campylobacter jejuni em frangos de corte em idade de comercialização. Poult. Sci. 88: 61-64.

Solis de los Santos, F.; Donoghue, A.M.; Venkitanarayanan, K.; Reyes-Herrera, I.; Metcalf, J.H.; Dirain, M.L.; Aguiar, V.F.; Blore, P.J. e Donoghue, D.J. (2008). A suplementação terapêutica de ácido caprílico na ração reduz a colonização de Campylobacter jejuni em pintos de carne. Appl Environ Microbiol. 74: 4564-4566.

St-Onge, M.P. e Jones, P.J.H. (2002). Physiological Effects of MediumChain Triglycerides: Potential Agents in the Prevention of Obesity. Sociedade Americana de Ciências da Nutrição. 2: 0022-3166.

Stewart, C.R.; Keyburny, A.L.; Deffrasnes, C. e Tompkins, S.M. (2013). Direções potenciais para a pesquisa em imunologia de frango. Imunologia de desenvolvimento e comparativa. 41: 463-468.

Sun, L.; Xu, F.; Okada, T. (1998). Estudos sobre a otimização de um catalisador de platina e grafite pirolítica modificada com porfina, sensor amperométrico de glucose através de um desenho experimental de eliminação de níveis sequenciais. Talanta. 47: 11651174.

Tabeidian, S.A. e Sadeghi, G.H. (2006). Utilização de sal de cálcio de ácidos gordos à base de plantas em dietas para frangos de carne. International J. of Poultry Sci. 5: 96-98.

Taheri, H.R.; Rahmani, H.R. e Pourreza, J. (2005). A imunidade humoral dos frangos de carne é afetada pela própolis extraída do óleo (OEP) na dieta. International J. of Poultry Sci. 4: 414-417.

Takada, A. e Kida, H. (1996). Resposta imunitária protetora das galinhas contra a doença de Newcastle, induzida pela vacinação intranasal com vírus inactivado. Veterinary Microbiology. 50: 17-25.

Takahashi, K.; Akiba, Y.; Iwata, T. e Kasai, M. (2003). Efeito de uma mistura de isómeros do ácido linoleico conjugado no desempenho do crescimento e na produção de anticorpos em pintos de carne. British J. of Nutrition. 89: 691-694.

Tizard, I.R. (2004).Veterinary Immunology. 7th.ed. Saunders. Philadelphia. PP: 78-84, 92-104 e 198-222.

Tollba, A. A. M.; Shahbaan, S. A. M. e Abdel-Mageed, M. A. A. (2010). Efeito da utilização de extrato de ervas aromáticas e misturado com ácidos orgânicos no desempenho produtivo e fisiológico das aves de capoeira 2- o crescimento durante o stress do inverno frio. Egypt Poultry Sci. 30: 229-248.

Turchini, M.G.; De Smet, S.; e Francis, D. S. (2011). O método do balanço de ácidos gordos do corpo inteiro, exemplos do seu potencial para a eficiência alimentar e a otimização da qualidade do produto em peixes e aves de capoeira. Avanços recentes em nutrição animal.18:69-78.

Van Immerseel, F.; De Buck, J.; Boyen, F.; Bohez, L.; Pasmans, F.; Volf, J.; Sevcik, M.; Rychlik, I.; Haesebrouck, F. e Ducatelle, R. (2004). Os ácidos gordos de cadeia média diminuem a colonização e a invasão através da supressão de hilA pouco depois da infeção de galinhas com Salmonella enterica serovar Enteritidis. Appl Environ Microbiol. 70: 3582-3587.

Volman, J.J.; Ramakers, J.D. e Plat, J. (2008). Modulação dietética da função imunitária por P-glucanos. Fisiologia e Comportamento. 94(2): 276-284.

Wallace, R.J.; Oleszek, W.; Franz, C.; Hahn, I.; Baser, K.H.; Mathe, A. e Teichmann, K. (2010). Bioactivos vegetais dietéticos para a saúde e produtividade das aves. Poult Sci. 51: 461-487.

Wang, J.P. e Chen, D.W. (2013). Como os ácidos orgânicos e os óleos essenciais funcionam juntos como uma alternativa aos antibióticos. J. Anim. Sci. 11 : 1-6

Wanten, G.J. e Calder, P.C. (2007). Modulação imunitária por emulsões lipídicas parenterais. Am J. Clin Nutr. 85: 1171-1184.

Weber, G.M.; Michalczuk, M.; Huyghebaert, G.; Juin H.; Kwakernaak, C. e Gracia, M.I. (2012). Efeitos de uma mistura de compostos de óleo essencial e ácido benzoico no desempenho de frangos de corte, conforme revelado por uma meta-análise de 4 ensaios de crescimento em vários locais. Poult Sci. 91: 2820-2828.

Wigley, P. e Kaiser, P. (2003). Citocinas Aviárias na Saúde e na Doença. J. Brasileiro de Ciências Avícolas 5: 1-14.

Williams, A.E.; Hussell, T. e Lloyd, C. (2012). Immunology Mucosal and Body Surface Defences. John Wiley and Sons. Ltd.blackwell, UK.

Windisch, W.; Schedle, K.; Plitzner, C. e Kroismayr, A. (2008). Utilização de produtos fitogénicos como aditivos alimentares para suínos e aves de capoeira. Sociedade Americana de Ciência Animal. 86: 140-148.

Yalgm, S.; Yalgm, S.; Uzunoglu, K.; Duyum, H.M. e Eitan, O. (2012). Efeitos do autolisado de levedura da dieta (Saccharomyces cerevisiae) e da semente de cominho preto no desempenho, caraterísticas dos ovos, algumas caraterísticas do sangue e produção de anticorpos de galinhas poedeiras. Livestock Sci. 145: 13-20.

Yamashita, A.; Hayashi, Y.; Sasaki, Y.N.; Ito, M.; Oka, S.; Tanikawa, T.; Waku, K. e Sugiura, T. (2014). Aciltransferases e transacilases que determinam a composição de ácidos graxos dos glicerolipídios e o metabolismo de mediadores lipídicos bioativos em células de mamíferos e organismos modelo. Progress in Lipid Research. 53: 18-81.

Yang, X.; Guo Y.; Wang, Z. e Nie, W. (2006). Fatty acids and coccidiosis: effects of dietary supplementation with different oils on coccidiosis in chickens. Avian Pathology. 35: 373-378.

Yaqoob, P. (2003). Fatty acids as gatekeepers of immune cell regulation (Ácidos gordos como guardiões da regulação das células imunitárias). Trends Immunol. 24:639-645.

Yusoff, K. e Tan, W.S. (2001). Vírus da doença de Newcastle: macromoléculas e oportunidades. Avian Pathol. 30: 439-455.

Zechmann, M.; Reese, S. e Gobel, T.W. (3014). Chicken CRTAM Binds Nectin-Like 2 Ligand and Is Upregulated on CD8+ ab and cd T Lymphocytes with Different Kinetics. PLOS ONE. 8: 1-13.

Zhang, B.; Haitaob, L.; Zhao, D.; Guo, Y. e Barri, A. (2011). Efeito do tipo de gordura e da adição de lisofosfatidilcolina às dietas de frangos de carne sobre o desempenho, a digestibilidade aparente dos ácidos gordos e o teor de energia metabolizável aparente. Animal Feed Sci. and Technology. 163: 177-184.

Zhao, K.; Li W.; Huang, T.; Luo, X.; Chen, G.; Zhang, Y.; Guo, C.; Dai, C.; Jin, Z.; Zhao Y.; Cui H. e Wang Y. (2013). Preparação e eficácia da vacina de DNA do vírus da doença de Newcastle incapsulada em nanopartículas de PLGA. PLOS ONE. 8: 1-8.

Zhao, Y.; Boczkowski, D.; e Gilboa, E. (2003). A inibição da expressão da cadeia invariante em células dendríticas que apresentam antigénios endógenos estimula as respostas das células T CD4+ e a imunidade tumoral. Blood. 102(12): 4136-4142.

Ziaran, H.R.; Rahmani, H.R. e Palic, D. (2005). Effect of Dietary Oil Extract of Propolis on Immune Response and Broiler Performance Pakistan J. of Biological Sci. 8: 1485-1490.

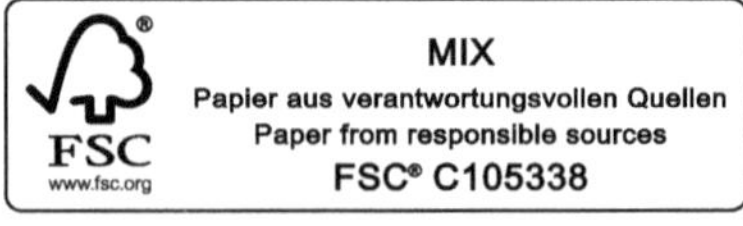

Printed by Books on Demand GmbH, Norderstedt / Germany